AF484828

Le Trouble Bipolaire: Un Voyage De L'obscurite A L'acceptation

J.L Douglas

Published by ebook worm publishing, 2024.

While every precaution has been taken in the preparation of this book, the publisher assumes no responsibility for errors or omissions, or for damages resulting from the use of the information contained herein.

LE TROUBLE BIPOLAIRE: UN VOYAGE DE L'OBSCURITE A L'ACCEPTATION

First edition. March 24, 2024.

Copyright © 2024 J.L Douglas.

ISBN: 979-8224436323

Written by J.L Douglas.

Table of Contents

Droits d'auteur © 2024 par Julieta Lawrence & Scott Lawrence. Tous droits réservés.

Publié par eBook Worm Publishing, Athens, Géorgie.

Aucune partie de cette publication ne peut être reproduite, stockée dans un système de recherche, ou transmise sous quelque forme ou par quelque moyen que ce soit, électronique, mécanique, photocopie, enregistrement, numérisation, ou autrement, sauf autorisation préalable en vertu de l'article 107 ou 108 de la Loi sur le droit d'auteur de 1976 des États-Unis, sans autorisation écrite préalable de l'éditeur. Les demandes d'autorisation doivent être adressées au Service des autorisations, eBook Worm Publishing, 333 Alcovy Street, Suite 5 #6, Monroe, Géorgie, 30655.

Limitation de responsabilité / Avis de non-responsabilité : L'éditeur et l'auteur ne font aucune représentation ni garantie quant à l'exactitude ou l'exhaustivité du contenu de cette œuvre et déclinent spécifiquement toutes les garanties de pertinence pour un usage particulier. Aucune garantie ne peut être créée ou étendue par des ventes ou des matériaux promotionnels vendus avec la compréhension que l'éditeur ne fournit pas de conseils ou de services médicaux, juridiques ou professionnels. Si une assistance professionnelle est requise, les services d'une personne compétente doivent être recherchés. Ni l'éditeur ni l'auteur ne seront responsables des dommages découlant de cela. Le fait qu'une personne, une organisation ou un site Web soit mentionné dans cette œuvre est une citation et / ou une source potentielle d'informations supplémentaires, cela ne signifie pas que l'auteur ou l'éditeur endosse les informations que la personne, l'organisation ou le site Web peut fournir ou les recommandations qu'ils/elles peuvent faire. De plus, les lecteurs doivent être conscients que les sites Web répertoriés dans cette œuvre peuvent avoir changé ou disparu entre le moment où cette œuvre a été écrite et le moment où elle est lue.

eBook Worm publie ses livres dans divers formats électroniques et imprimés. Certains contenus qui apparaissent dans l'impression peuvent ne pas être disponibles dans les livres électroniques, et vice versa.

MARQUES DE COMMERCE : eBook Worm Publishing et le logo eBook Worm sont des marques déposées ou des marques commerciales de Day Trades LLC et / ou de ses filiales, aux États-Unis et dans d'autres pays, et ne peuvent être utilisés sans autorisation écrite. Toutes les autres marques de commerce sont la propriété de leurs propriétaires respectifs. eBook Work Publishing n'est associé à aucun produit ou vendeur mentionné dans ce livre.

LE TROUBLE BIPOLAIRE : UN VOYAGE DE L'OBSCURITÉ À L'ACCEPTATION.

TABLE DES MATIÈRES

CHAPITRE 1

INTRODUCTION

L'été étouffant de 1998 en Géorgie était accroché à moi comme une couverture humide, oppressante et inéluctable. Le silence pesant de la maison vide m'enveloppait tandis que j'errais sans but d'une pièce à l'autre. Je sursautais à chaque craquement et gémissement des vieilles planches ; mes nerfs effilochés étaient tendus. Cette rare solitude aurait dû être paisible avec les garçons dans la maison d'un ami. Au lieu de cela, le silence résonnait et renforçait mon angoisse.

Je n'en pouvais plus. J'ai commencé à frotter rageusement la cuisine déjà impeccable, comme si cela pouvait chasser le malaise qui s'était installé. Je m'attaquai sans ménagement à chaque surface, concentrant mon esprit agité sur cette tâche irréfléchie. Alors que j'essuyais vigoureusement les appareils brillants, je vis mon reflet dans la surface chromée. Une femme tendue aux yeux sauvages, que je reconnaissais à peine, me fixait.

Lorsque chaque centimètre fut impeccable, je me laissai tomber sur le canapé, molle d'épuisement. Mais presque aussitôt, j'étais de nouveau sur pied et faisais les cent pas, agitée, tandis qu'un pressentiment m'envahissait. Je sentais l'approche menaçante d'une catastrophe sans nom, tapie juste en dehors de mon champ de vision et qui allait bientôt déchirer mon monde.

J'ai essayé de repousser les pensées paranoïaques. Tu laisses libre cours à ton imagination, me disais-je. Mais je ne pouvais pas ignorer la sensation de terreur palpitante sous ma peau. La maison vide semblait remplie d'ombres inquiétantes, dont j'aurais juré avoir saisi un regard furtif, et qui oscillaient à la périphérie de mon champ de vision. Je tournoyai, mais ne trouvai rien.

Un coup d'œil à l'horloge m'indiqua qu'il était plus de minuit, mais je savais qu'il ne servait à rien de dormir. Néanmoins, j'ai fini par m'évanouir tout habillé sur le canapé affaissé, trop épuisé pour réussir à monter me coucher.

Alors que je me glissais dans des rêves inquiétants et que j'en sortais, j'ai ouvert des portes à l'infini dans des couloirs ombragés, cherchant sans succès, pièce après pièce, quelqu'un que je ne pouvais pas trouver. Des silhouettes sans visage s'attardaient juste en dehors de mon champ de vision et disparaissaient à chaque fois que je me retournais. J'écoutais intensément une voix lointaine qui m'appelait de toute urgence et avait besoin de mon aide. Mais je n'arrivais pas à avancer dans ce labyrinthe sans fin, même si je courais de toutes mes forces. Prisonnier d'un état de lévitation tordu, je ne pouvais pas m'échapper.

J'ai sursauté lorsque j'ai entendu un grand craquement qui a brisé le silence. Je suis restée allongée, le cœur battant jusqu'au cou, les oreilles tendues. Après d'interminables minutes de silence, j'ai commencé à me calmer. La zone de chalandise, c'est tout. Mais à peine avais-je pris une grande inspiration qu'une autre détonation éclatante a vibré dans la pièce. Je gémis et ramenai mes genoux contre ma poitrine. Cela ne pouvait pas être seulement l'ancien bâtiment. Non, mon instinct me disait qu'il s'agissait de la catastrophe sans nom que j'avais ressentie avant qu'elle ne s'approche ... et qui s'apprêtait à déchirer violemment mon monde sans avertissement.

Je suis restée assise, figée, à écouter avec attention, mais je n'ai rien entendu, à part ma respiration irrégulière. Une heure a dû s'écouler avant que je ne me force à me tenir debout sur mes jambes chancelantes et à inspecter toutes les portes et fenêtres. Mon pouls battait dans mes oreilles alors que je vérifiais chaque serrure. Tout était solidement verrouillé, sans aucune perturbation. Mais un sentiment malsain continuait de me hanter. Ce craquement avait été un avertissement bouleversant d'une catastrophe imminente.

Épuisée et désemparée, je me suis laissée retomber sur le canapé encombrant lorsque les premières lueurs de l'aube ont éclairé le salon. La lumière pâle chassait les ombres ternes qui, à mon avis, rampaient le long des murs. Lorsque mon adrénaline s'est enfin dissipée, mes pensées ont ralenti. Il faut se débrouiller - du moins pour les garçons. Ce n'était qu'une vieille maison qui s'installait. Rien d'effrayant.

Mais aucun enseignement, aussi rationnel soit-il, ne pouvait atténuer la sensation de malaise dans mon estomac ou arrêter les visions paranoïaques qui me traversaient l'esprit. Quelque chose d'inquiétant se cachait hors de ma vue ; je pouvais sentir son approche inéluctable par les picotements de ma peau.

J'ai dû m'assoupir, car j'ai soudain été violemment secoué, alerté par une explosion de fissures éclatantes qui vibraient à travers les murs. Pleine de peur, je me suis levée d'un bond, convaincue que toute la maison autour de moi était sur le point de s'effondrer.

Mais il s'en est suivi un interminable parcours de silence assourdissant. Pas de murs qui s'effritent, pas d'intrus qui forcent les portes verrouillées. Prudemment, j'ai fait un nouveau tour de la maison pour vérifier s'il y avait des dégâts ou des défauts. Là encore, je n'ai rien trouvé. Seules mes empreintes de pas, qui couraient sur le sol, indiquaient un mouvement.

Pourtant, je n'ai pas pu me débarrasser du sentiment effrayant que c'était la crise que j'avais sentie approcher ... et qu'elle venait maintenant pour tout faire exploser sans prévenir.

Je me suis blotti sur le canapé et j'ai regardé les minutes passer en tendant l'oreille. Mais à part les battements de mon propre cœur, seul le silence résonnait dans les pièces. Les murs restaient intacts. La lumière du petit matin filtrait à travers les fenêtres intactes. La porte d'entrée était fermée, la véranda vide. Apparemment, tout était comme prévu.

Pourtant, le malaise s'est répandu dans mes veines comme de la glace. En effet, ce bruit d'éclats était trop violent pour être dû au seul fait que le vieux bâtiment se soit assis. Non, j'avais eu l'impression que les fondations se fissuraient sous moi, premier signe avant-coureur d'une catastrophe.

Je m'imposai dans le silence et sursautai au moindre bruit. Le bruit sourd du réfrigérateur qui se mettait en marche me faisait hurler. Les soupapes des tuyaux qui gémissaient déclenchaient des poussées d'adrénaline. Je fixais les coins sombres avec de grands yeux, attendant que les ombres prennent des formes monstrueuses devant mes yeux. Mais rien ne changeait, sauf dans mes pensées de plus en plus frénétiques.

L'aube a fait place au petit matin dehors - les oiseaux chanteurs gazouillaient sous un ciel bleu brumeux. Un autre dimanche matin typiquement paisible dans notre quartier tranquille. J'ai observé quelques familles se rendre à l'église, tandis que les rires de mes voisins filtraient faiblement à travers la fenêtre tandis qu'ils chargeaient des enfants dans des minivans. Leur normalité bienveillante me narguait alors que j'étais assis là, paralysé.

Soudain, je me suis demandé si je perdais le contact avec la réalité. Peut-être avais-je imaginé tout l'incident après une nouvelle nuit essentiellement blanche. Ce ne serait pas le premier rêve éveillé animé provoqué par l'épuisement et la peur. Mais même lorsque j'essayais désespérément de me convaincre que j'avais halluciné les détails sensoriels vifs, je savais au fond de moi qu'il en avait été autrement. Les fissures frémissantes avaient leur origine en dehors de mon esprit agité et de mon imagination inquiète.

Mais si ce n'est pas une illusion ou un cauchemar, alors quoi ? Alors que le matin s'approchait de midi, rien d'autre ne se passait à l'intérieur ou à l'extérieur de la maison silencieuse. En début d'après-midi, la réalité quotidienne de voisins tondant la pelouse et promenant des chiens sapait de plus en plus les souvenirs vivants de violence qui avaient éclaté dans mon petit matin. Aurait-il pu s'agir d'un incident bizarre et délirant auquel j'aurais donné une signification imaginaire ? Alors que les heures s'écoulaient lentement sans autre incident, je laissais mon rythme cardiaque ralentir prudemment pour atteindre un rythme normal.

En attendant, j'ai été violemment ramené à l'état d'alerte maximale par une autre fissure dentelée qui a traversé le mur derrière moi et semble avoir ébranlé les fondations sous mes pieds. J'ai crié avant de mettre ma main devant ma bouche, tandis que mon cœur battait contre mes côtes, m'attendant fermement à ce que toute la structure autour de moi commence à se fissurer et à s'effriter. Je plissai les yeux et attendis le choc du verre qui se brisait et des murs qui s'écroulaient ...

Mais là encore, il n'y a pas eu d'effondrement. Après d'interminables minutes gelées, j'ai rouvert les yeux avec précaution. Tout semblait inchangé, inoffensif et normal. Les murs jaune pâle du salon étaient intacts et les rayons poussiéreux de la lumière de l'après-midi tombaient en biais sur les coussins décolorés. La porte d'entrée restait fermée, le silence lourd n'était interrompu que par ma respiration rapide.

CHAPITRE 2

LE DÉBUT

Je me suis accroupi sur le canapé ; J'ai serré mes genoux contre ma poitrine lorsque le craquement désincarné a de nouveau résonné à travers les murs. Mon cœur battait contre mes côtes, je plissais les yeux en espérant que tout disparaisse.

Juste une vieille maison qui s'installe, répétais-je désespérément dans ma tête. Mais le grondement sinistre semblait me narguer et annoncer la réalisation de mes pires craintes.

Quand la prochaine forte détonation a déchiré l'air, je n'ai pas pu la supporter. Je me suis levé d'un bond et la pièce s'est inclinée autour de moi. Je devais sortir d'ici. J'ai attrapé mon sac à main et mes clés à l'aveuglette et j'ai trébuché jusqu'à la porte d'entrée sur des jambes de plomb.

L'air du mois d'août avant l'aube s'accrochait à moi, déjà humide et étouffant. Dans le silence inquiétant, le choc inégal de mes pas sur le trottoir me semblait anormalement fort. Au bord de la véranda, je me suis figé. Une partie rationnelle de mon esprit me criait que seul dehors, je n'étais pas en sécurité, et me poussait à retourner à l'intérieur. Mais l'horreur d'être pris au piège dans cette maison et d'être à la merci de la menace invisible qui s'y trouve a eu raison de toute logique.

Les mains tremblantes, j'ai poussé la portière de la voiture avant de sortir dans la rue, tandis que les maisons défilaient devant moi dans l'obscurité. La route vide serpentait devant moi alors que j'accélérais, ma respiration rauque et mon pouls martelé résonnant dans mes oreilles. Des forêts sombres bordaient la route de chaque côté et des ombres s'élevaient pour m'engloutir.

Un fragment d'un verset biblique à moitié oublié sur la vallée de l'ombre de la mort s'est élevé dans ma tête. J'ai essayé de le faire disparaître en cherchant désespérément une pensée rationnelle, mais les ombres n'ont fait que s'assombrir.

Soudain, j'ai appuyé à fond sur le frein et les pneus ont grincé en signe de protestation. Un énorme chêne pendait dangereusement au-dessus de la route, comme s'il était sur le point de s'abattre directement sur ma voiture. J'ai enclenché la marche arrière et les branches semblaient gratter le toit alors que je reculais à toute vitesse.

Finalement, un espace suffisamment grand pour que je puisse m'y faufiler s'est créé et j'ai appuyé sur l'accélérateur. La voiture recula en titubant sur la route ouverte, tandis que je reprenais mon souffle et que ma respiration irrégulière résonnait.

Dans un coin lointain de mon esprit, une voix intérieure argumentait faiblement qu'il s'agissait simplement d'un arbre tombé et non d'un être malveillant qui me barrait délibérément la route. Mais maintenant que la terreur me tenait, elle ne voulait pas relâcher son emprise. Une cacophonie de pensées incohérentes s'est précipitée dans mon cerveau et s'est entrechoquée avec la force d'un carambolage. J'étais au volant d'un véhicule incontrôlable.

Alors que je continuais à foncer, les phares se sont frayés un chemin étroit à travers l'obscurité impénétrable. Soudain, ils ont scintillé dans les yeux réfléchissants sur le bord de la route, juste devant eux. J'ai fait des embardées sauvages pour éviter le chevreuil qui s'était figé juste sur mon chemin, et j'ai failli finir dans le fossé avant de reprendre le contrôle du volant.

Ma poitrine se soulevait et s'abaissait alors que je réprimais mes sanglots et que mes mains tremblaient violemment sur le volant. Malgré tout, j'ai continué à appuyer sur l'accélérateur tandis que les pneus bourdonnaient sur l'asphalte. Je n'avais pas de but, juste un besoin primaire et paniqué d'échapper à des dangers réels ou imaginaires.

Soudain, des lumières clignotantes sont apparues dans mon rétroviseur et la sirène a coupé mon brouillard. Un reste de rationalité a reconnu les marques familières d'une voiture de police, mais la réaction instinctive de peur a pris le dessus.

J'ai accéléré encore plus vite lorsque les sirènes se sont mises à hurler. La terreur de s'arrêter et d'être enfermé dans le véhicule a eu raison de toute pensée logique d'obéir à la police. Une voix, déformée et inhumaine, résonna dans un mégaphone et m'ordonna de m'arrêter. Je me suis penchée plus bas sur le volant et mes cheveux ont fouetté sauvagement mon visage.

J'ai pris un virage à une vitesse folle et j'ai eu du mal à maintenir la voiture sur la route. Les sirènes se sont tues brièvement alors que les lumières clignotantes disparaissaient de mon champ de vision. J'ai découvert devant moi une grange défraîchie, j'ai viré brusquement vers elle sous l'effet d'une impulsion et je me suis arrêté de justesse à l'intérieur en glissant.

Ma respiration était irrégulière et rauque alors que je sortais de la voiture et que je trébuchais plus profondément dans l'obscurité moisie. Quelque part dans les profondeurs de ma conscience, j'ai enregistré l'absurdité de me cacher ici comme un fugitif, mais l'instinct de conservation a pris le dessus sur la raison.

Je me suis blotti dans un coin derrière un équipement rouillé et abandonné, me faisant le plus petit possible. Le moindre bruit s'amplifiait dans mes oreilles - le bruissement des souris dans les murs, le craquement des chevrons au-dessus de moi. Tout se brouillait sous mes halètements de panique, jusqu'à ce que je ne puisse plus distinguer la source du bruit.

Après des minutes interminables et frénétiques au cours desquelles personne ne s'est présenté, mes muscles tendus et tremblants ont commencé à se détendre légèrement. Les jambes flageolantes, je me suis levé et me suis dirigé vers la fenêtre crasseuse pour regarder dehors. Une allée vide et des forêts sombres et silencieuses étaient tout ce qui m'accueillait. Pas de gyrophares clignotants, pas d'enfer menaçant qui attendait de m'engloutir.

Je sanglotais presque de soulagement et m'appuyais lourdement contre le mur de bois brut, mes genoux menaçant de céder. La lumière du matin s'était complètement glissée dans le paysage et baignait tout dans une lueur chaude et trompeuse. Pendant un moment, je pouvais presque faire comme si tout n'avait été qu'un cauchemar tordu.

Mais alors que je me tournais vers la voiture en tremblant, la réalité m'a frappé de plein fouet. Les événements des dernières heures n'avaient été que trop réels. Je n'avais aucune idée de l'endroit où j'étais ni de la manière dont j'allais rentrer chez moi.

A cette idée, la panique s'est à nouveau emparée de moi. Je ne pouvais pas rester dans cette ferme abandonnée, mais je n'étais pas en mesure de conduire ou de me rendre à la police si elle me rattrapait. Un cri de douleur s'est échappé de ma gorge alors que je cherchais désespérément des réponses qui ne venaient pas.

Soudain, mon regard a été attiré par un vieux tracteur à l'arrière de la grange. Sans réfléchir à l'absurdité de mon geste, je me suis précipité et j'ai grimpé pour me cacher sur le siège derrière le volant. Mes genoux se serrèrent contre ma poitrine ; je me fis aussi petit que possible. Si quelqu'un me trouvait maintenant, j'aurais effectivement l'air complètement perdu.

Mais je ne pouvais pas arrêter l'instinct enfantin de me cacher. Je devais être protégé du danger et caché en toute sécurité, là où les menaces imminentes ne pourraient pas me trouver. La logique et la raison m'avaient quitté depuis longtemps, il ne restait plus que la panique primaire et la peur.

Je n'ai aucune idée du temps que j'ai passé enfermé dans cette cabine de tracteur. Le temps perdait toute signification, les minutes devenaient des heures dans un état de suspension cauchemardesque. De cette position tendue et inflexible, des spasmes irradiaient à travers mon torse, mais je ne pouvais et n'arrivais toujours pas à bouger.

Je sursautai violemment lorsque j'entendis soudain le bruit d'un véhicule qui s'approchait à l'extérieur. Venaient-ils enfin me chercher ? De nouvelles vagues de panique me submergèrent lorsque les planches craquèrent sous les pas qui se rapprochaient. Ça y est - je n'avais plus d'endroit où m'enfuir ou me cacher. Je fermai les yeux, comme si je pouvais rester caché d'une manière ou d'une autre parce que je ne voyais pas mes poursuivants.

"Elisa ?" Une voix hésitante mais familière a traversé la lourde porte. Ma tête s'est levée. Larry ? Avant que je ne puisse assimiler ce développement, la porte s'est ouverte, laissant apparaître le visage amical et froncé d'inquiétude de mon ami.

L'incrédulité me gagnait. Larry habitait à près d'une heure de route - comment pouvait-il me trouver ici ? Mais des questions cohérentes ne parvenaient pas à percer la confusion qui régnait dans mon cerveau.

J'ai ouvert la bouche, mais je n'ai pu qu'émettre un sanglot étouffé. Doucement et patiemment, Larry m'a fait descendre du siège du tracteur, tout en maintenant un murmure apaisant, comme s'il consolait un animal blessé. Je me suis appuyée lourdement contre lui, molle de soulagement d'avoir été trouvée. Être sauvé, même si je ne comprenais pas vraiment quoi.

Mes souvenirs du voyage de retour se brouillent par fragments - les panneaux de signalisation et les devantures de magasins défilent tandis que je me recroqueville sur le siège du passager et que la voix calme de Larry me ramène à la réalité. Lorsqu'il a atteint le petit hôpital local, le monde avait déjà cessé de basculer si violemment. Mais je me sentais toujours ancrée à l'extérieur de moi-même, physiquement présente mais mentalement détachée.

Larry me tenait le coude d'une main rassurante tandis que nous traversions les couloirs lumineux qui semblaient éblouissants à mes sens en état de choc. Devant moi, des formulaires que je signais consciencieusement sans rien comprendre. Puis le froid d'un stéthoscope sur mon dos, la pression d'un brassard de tension artérielle qui comprimait mon bras comme un étau. J'obéissais à chaque nouvelle intervention d'une main de bois, trop engourdie pour ressentir de la peur ou des questions.

A un moment donné, une petite infirmière m'a pris le bras et m'a doucement éloigné de Larry pour me conduire dans une pièce austère. Bien que toutes les fibres de mon corps m'appelaient à résister, mon instinct me forçait à mettre un pied devant l'autre jusqu'à ce que nous atteignions la pièce austère qui devait être mon nouveau refuge. Ou était-ce ma cellule de prison ? La distinction se brouillait dans mon esprit brisé.

La porte s'est refermée derrière moi dans un claquement résonnant de finalité, et la serrure a tourné dans un cliquetis sinistre. J'observai la chambre avec des yeux sauvages - un lit simple, une chaise en plastique, une petite fenêtre par laquelle la lumière du matin passait et projetait des bandes d'ombre sur le sol. L'image vacillait devant moi, des bords flous se succédaient sans cesse. Ou peut-être la réalité avait-elle cessé d'obéir à une quelconque loi de la nature et m'avait-elle laissé dériver dans un monde sans attache.

Les jambes flageolantes, j'ai trébuché jusqu'au lit et me suis effondré lorsque les derniers restes de mon énergie maniaque se sont dissipés. Tandis que je fixais le carrelage vide du plafond, les événements se sont déroulés comme un horrible montage de film. Était-ce moi qui avais foncé dans la nuit et m'étais caché dans une grange abandonnée comme un animal traqué ? Ou étais-je tombé dans une réalité alternative cauchemardesque, où mes pires craintes servaient de divertissement sadique ?

Si je fermais les yeux assez fort, je me réveillerais peut-être dans mon lit pour découvrir que tout n'était qu'une invention tordue de mon imagination. Je plissai les yeux, enfonçai mes ongles dans mes paumes et tentai de défaire les carreaux du plafond. Mais quand je les ai rouverts à contrecœur, l'espace étrange est resté.

L'épuisement tira inexorablement sur les bords effilochés de mon esprit, jusqu'à ce que je ne puisse plus résister. Je me suis roulée en boule solide sur les couvertures, comme si le fait de devenir plus petite pouvait me protéger du monde extérieur à ce cocon. Mes yeux se fermèrent alors que mes pensées s'agitaient follement, incapables de freiner leur rythme effréné.

Je tombai dans un profond sommeil, mais il n'y avait pas d'échappatoire - seulement d'autres rêves de course effrénée à travers des bois sombres, alors que des poursuivants invisibles s'approchaient derrière moi. Les sous-bois crépitants laissaient place à des planches grinçantes, les ombres des arbres se confondaient avec les barreaux des fenêtres et les murs blancs stériles qui n'offraient aucun refuge. Peu importe à quelle vitesse ou à quelle distance je fuyais dans mes rêves, le danger restait sur mes talons.

Je me suis réveillé en sursaut, le cœur battant la chamade, alors que je me redressais dans ce lit inconnu. Je n'ai pas pu ralentir ma respiration haletante ou mon rythme cardiaque effréné pendant plusieurs minutes, alors que les vrilles fantomatiques du rêve s'accrochaient toujours à moi. Alors que la réalité s'infiltrait à nouveau, j'ai enregistré deux silhouettes qui flottaient à proximité. L'une en blouse - une infirmière, comme je ne l'ai compris que plus tard. A côté d'elle, Larry me regardait fixement, une ride entre ses sourcils.

"Bon retour, Elisa", commença l'infirmière avec douceur. De retour d'où ? Je voulais demander. Mais ma langue restait de plomb, mon esprit toujours aussi trouble.

"Ils sont à l'hôpital de la mission", a-t-elle poursuivi, lisant ma question non formulée. "Tu étais assez épuisée quand tu es entrée hier soir. Nous t'avons donné quelque chose pour t'aider à te reposer - tu as dormi près de 14 heures".

Quatorze heures ? Je l'ai retourné paresseusement et j'ai essayé de le relier à mes souvenirs fragmentés. Larry ajouta gentiment : "Josh et Tyler vont bien quand Mary et Tom sont à la maison. Il n'y a pas de quoi s'inquiéter".

Mes enfants. Une nouvelle vague de peur s'est levée en moi à l'idée qu'ils puissent me voir ainsi. Mais même cette douleur me paraissait étrangement atténuée, comme si elle était filtrée par de la gaze.

"DR. Fields va bientôt passer vous voir pour vous examiner", m'a informé l'infirmière. Avant que je puisse formuler une réponse, les deux silhouettes s'éloignent et la porte se referme doucement derrière elles.

Je m'appuyai sur les coussins et ce bref échange épuisa le peu d'énergie que j'avais récupérée. Dans ma tête embrumée, rien n'avait encore de sens. Je comprenais seulement que j'étais dans un hôpital et que j'étais retenue pour des raisons inconnues dont je ne me souvenais pas encore ou que je ne comprenais pas.

J'ai flâné à l'intérieur et à l'extérieur, des minutes ou des heures se sont écoulées sans que je puisse les compter, jusqu'à ce que la porte, qui s'est soudainement rouverte, me mette en alerte. Je clignai des yeux contre la luminosité lorsqu'une grande silhouette indistincte entra. Dr Fields, mon cerveau paresseux me fournit des soins peu utiles.

"Bonjour, Elisa". La voix semblait lointaine et perçait à peine le brouillard qui m'enveloppait. J'ai essayé de répondre, mais ma langue est restée de plomb, les mots sont restés prisonniers de mon esprit.

Une lampe de poche clignota douloureusement dans mon champ de vision. Par réflexe, j'ai reculé devant l'intrusion aveuglante. Lorsque ma vue s'est ajustée, des traits flous se sont dissous dans le visage d'un homme d'âge moyen renfrogné, assis à côté du lit, qui m'observait attentivement.

"Pas besoin d'avoir peur ; "Tu es en sécurité ici", le rassura-t-il. Avais-je peur ? Je n'étais pas sûr de pouvoir ressentir quoi que ce soit dans ce vide. Sa bouche continuait à bouger et de plus en plus de bruits incompréhensibles en sortaient.

"Panique ... psychose ... état dissociatif ..." Seuls des mots incohérents s'échappaient avant qu'ils ne s'envolent à nouveau. "Des médicaments ... vous permettent de vous sentir bien ..."

Confortable. Le concept me semblait aussi insensé et hors de propos que tout ce qui tourbillonnait autour de moi. Je n'avais pas encore décidé si cet endroit était mon refuge ou ma prison. Peut-être que cela n'avait pas d'importance - rien ne se sentait confirmé dans ce royaume feutré et tamisé, dont tous les bords avaient été adoucis.

Peu à peu, j'ai remarqué le regard plein d'espoir du médecin sur moi. Il avait posé une question, je l'ai compris obscurément. Mais les mots s'étaient évaporés dans le brouillard, leur signification était perdue. Il essaya à nouveau, plus doucement cette fois. "Tu as toujours peur, Elisa ?"

Effrayé par la situation. Mon cerveau paresseux a saisi le mot. Avais-je eu peur ? Une lueur d'horreur, cette envie primaire de fuir, traversa le lourd rideau qui recouvrait mon esprit. Sans un mot, j'ai hoché la tête.

"Très bien. On va vous trouver quelque chose pour vous aider à vous sentir plus calme". Il me tapota la main avec un détachement professionnel que je remarquai à peine, avant de me lever pour partir.

Ma tête retomba sur l'oreiller et sa voix s'éteignit à nouveau. Aider à se sentir plus calme, comme si les émotions pouvaient être contrôlées par la distribution de pilules calculées et mesurées rationnellement. J'aurais ri si seulement j'avais pu trouver l'énergie nécessaire.

Au lieu de cela, j'ai fermé les yeux à nouveau et me suis retiré dans le vide, où la compréhension restait inaccessible. J'avais une piqûre d'aiguille dans le bras, le rhume insidieux des médicaments par perfusion pénétrait dans mes veines et me ramenait à un sommeil lourd et sans rêves. Un vide vide dans lequel aucun danger ne pouvait m'atteindre, car rien ne me semblait réel.

Lorsque la conscience est revenue à la surface et que je ne savais pas combien de temps s'était écoulé, j'ai ouvert les yeux et j'ai vu des visages familiers qui flottaient au-dessus du lit. Mon mari Drew, dont les yeux étaient ridés par la fatigue, esquissa un pâle sourire. Derrière lui, Josh et Tyler me fixaient d'un air incertain. Une nouvelle vague de tristesse et de remords m'a submergée lorsque mes garçons ont vu leur mère ainsi. Bien que toujours atténuées, comme si elles étaient derrière une vitre, les émotions tranchaient légèrement à travers la brume atténuante.

La main de Drew sur la mienne m'ancrait encore plus et m'enchaînait lentement à la réalité. Mais le lourd rideau continuait d'assourdir mes sens et le temps s'écoulait dans une confusion incohérente. D'autres questions cliniques furent délicatement posées par un groupe changeant d'infirmières et de médecins, toujours accompagnées du grattement du stylo sur le porte-bloc.

Un jour, Larry était de nouveau là et sa présence constante a brièvement percé le brouillard. Et plus tard, Drew me serrait la main en marmonnant des mots que je ne pouvais pas déchiffrer. Parfois, il y avait un autre lit dans une autre chambre. Des injections qui rendaient le monde doux et fluide et qui résolvaient les questions auxquelles je ne pouvais de toute façon pas répondre.

Le brouillard s'est peu à peu dissipé. Assez pour comprendre où j'étais, pour raconter, à titre d'essai, des bribes incohérentes de ce qui m'avait amené ici. Mais la compréhension n'arrivait que par fragments flous, des pans entiers de temps manquaient à ma mémoire. Toute la vérité restait immergée, enveloppée dans des nuages que je ne pouvais pas encore séparer.

Je savais seulement que j'étais arrivé ici seul et effrayé, poussé par un instinct primaire aveugle que je ne connaissais pas en moi-même. Et qu'à présent, on attendait de moi que je recolle les morceaux déchiquetés de mon esprit pour retrouver un semblant de normalité qui était peut-être à jamais hors de ma portée. Car dans le vide, j'avais vu les fissures et les crevasses dans mes fondations. Mon architecture intérieure était profondément et irrémédiablement instable.

Je m'étais tenu debout, tremblant, au bord du précipice, les yeux rivés sur l'abîme agité de la folie. Puis oser la chute vertigineuse vers le bas, incapable d'arrêter ma répugnante chute libre. Maintenant, j'étais échoué seul et la remontée vers la terre ferme s'étendait à l'infini devant moi. Le monde dans lequel je revenais avait l'air identique, mais il me semblait fondamentalement différent. Ou peut-être ma perception avait-elle changé, révélant des défauts que je ne pouvais plus ignorer.

D'une manière ou d'une autre, je ne verrais pas ce que j'avais vu dans l'obscurité. Pas de désapprentissage de ma fragilité cachée mise à nu. Je ne pouvais pas rentrer par la porte dans le monde que j'avais laissé derrière moi. Il ne s'agissait plus que d'aller de l'avant et de gérer au mieux mon esprit brisé.

J'étais irrémédiablement changé et je fixais mon reflet comme s'il s'agissait d'un étranger. Mon ancienne vie et mon ancien moi s'étaient effondrés, les morceaux étaient irrémédiablement dispersés. Pourtant, d'une manière ou d'une autre et par impossible, je devrais rassembler ces fragments brisés et les reconstruire. Recommencer à partir des débris.

Mais pour l'instant, j'ai tenu bon. Permettant aux médecins et aux infirmières de me guider délicatement à travers les mouvements nécessaires jusqu'à ce que je sois jugée apte à revenir au monde. Chaque jour, le brouillard se transformait un peu plus en réalité. Chaque nuit apportait encore son lot de rêves inquiétants, mais ils ne me consumaient plus.

J'ai donc suivi sans mot dire les pilules et les séances de thérapie qui devaient rétablir la stabilité. Pourtant, je savais jusqu'à la moelle que j'étais désormais une bombe avec une mèche allumée. Même après ma sortie de prison, ce n'était qu'une question de temps avant que le doute et la peur ne s'installent à nouveau. Jusqu'à ce que la flambée de mes pensées fébriles s'enflamme à nouveau, promettant de brûler tout ce qui m'était cher.

La question n'était pas de savoir si les ténèbres allaient revenir me hanter à nouveau. C'était quand. Et si la prochaine fois, je retrouverais le chemin de la lumière.

CHAPITRE 3

DANS L'OBSCURITÉ

Les lumières du couloir de l'hôpital semblaient excessivement vives et perturbaient mes sens alors qu'elles me conduisaient hors de la zone d'accueil. Je clignais des yeux contre la lumière crue et me sentais éblouie et déséquilibrée. Tandis que nous marchions, l'infirmière tenait une conversation rassurante, mais ses paroles s'estompaient dans un bruit de fond insignifiant.

Mes pas se sont arrêtés lorsque nous avons atteint la chambre dans laquelle j'allais passer la nuit. A contrecœur, je la laissai me guider à l'intérieur tandis que mon regard parcourait la pièce austère. Les murs et le sol étaient d'un blanc glacial et stérile qui n'apportait aucune chaleur. Un lit simple avec un matelas fin était adossé à un mur, une chaise vide dans un coin était son seul compagnon.

Une vague de désespoir m'a submergé et a menacé de m'entraîner dans l'abîme. Ce lieu devait être mon seul refuge, mais il offrait le confort d'une cellule. Je suis restée pétrifiée lorsque l'infirmière a doucement serré mon bras.

"Je sais que tout me fait peur en ce moment, mais nous prendrons bien soin de toi", m'a-t-elle assuré. Son ton était amical, mais ses mots sonnaient creux. Il lui était impossible de comprendre le trou noir béant qui s'ouvrait en moi, un vide que cet endroit ne pourrait jamais combler.

Essayez de vous reposer un peu". Le médecin vous verra bientôt". Sur ce, elle s'est éclipsée et la porte a claqué derrière elle avec détermination. J'ai écouté l'écho de ses pas qui disparaissaient dans le couloir jusqu'à ce que le silence m'enveloppe.

Le vide total de la pièce était accablant. Je me suis assis maladroitement sur le bord du matelas grinçant, de peur de déranger les draps bien rangés. Incertain de ce que je devais faire de moi, je fixais mes mains qui tournaient fermement sur mes genoux.

La panique qui s'était emparée de moi auparavant a été temporairement atténuée et étouffée par un désespoir accablant. Dans une boucle vertigineuse, mon esprit repassait tout ce qui s'était passé - les nuits d'insomnie remplies de peur, la fuite panique devant des menaces invisibles et, finalement, la peur pure d'être poursuivi.

Rien de tout cela ne semblait tout à fait réel, comme des scènes du cauchemar d'un autre. Et pourtant, j'étais là, enfermé dans cette pièce froide et stérile. Prisonnier ou patient ? Je n'étais pas encore sûr du rôle qui m'était attribué.

La fatigue tiraillait inexorablement mon esprit et mon corps ; les derniers restes d'énergie maniaque s'étaient évaporés. J'ai retiré mes chaussures et me suis roulé en boule sur le mince matelas sous les draps. Le sommeil offrait la seule possibilité d'échapper à la réalité solitaire de cet endroit, aussi fugace soit-elle.

Mais même l'inconscience ne m'a guère soulagée. Je faisais des rêves fiévreux où je me sentais piégée dans un labyrinthe, poursuivie par des horreurs sans visage. Chaque fois que j'arrivais dans une impasse, je me réveillais paniquée et ne trouvais plus que la même petite pièce.

Lorsque la lumière pâle du matin est passée par la fenêtre, je ne me suis pas senti plus reposé que la nuit précédente. La fatigue envahissait chaque cellule, mais je n'arrivais pas à m'endormir. Chaque craquement ou chaque pas hors du couloir envoyait une décharge d'adrénaline dans mon corps.

Lorsque la porte s'est soudainement ouverte, j'ai sursauté violemment. Mon cœur s'est mis à battre alors que je me reculais contre le mur et que j'observais prudemment un infirmier entrer avec un plateau de petit-déjeuner. Il l'a posé sur la chaise sans un mot, puis est parti aussi brusquement qu'il était apparu.

Je fixais, abasourdie, la nourriture pour laquelle je n'avais aucun appétit. Les pilules à côté de l'assiette étaient certes censées me stabiliser, mais l'idée d'émousser encore plus mes sens m'était insupportable. Elles resteraient intactes, mon petit acte de défi.

Alors que les minutes s'écoulaient paresseusement, je me suis replié sur mes pensées. J'aspirais désespérément à quelqu'un qui me serait familier et qui m'ancrerait au milieu du chaos. La présence rassurante de mon mari ou même un appel téléphonique avec la voix apaisante de ma mère. Mais j'étais isolée et je dérivais dans cet endroit stérile sans bouée de sauvetage à laquelle m'accrocher.

Lorsque le médecin est venu plus tard pour poser des questions distanciées, je n'ai pu donner que des réponses monosyllabiques, ma voix était rouillée par le fait de ne pas avoir été utilisée. Son attitude calme et clinique ne m'a apporté ni apaisement ni réconfort, mais m'a simplement rappelé une fois de plus que j'étais seul.

Cette première journée complète donnait le ton pour la durée. Le temps perdait toute signification à cause de la lumière immuable des néons et des procédures hospitalières répétitives. Les infirmiers allaient et venaient à intervalles irréguliers, leurs visages se brouillaient. À intervalles réguliers, le médecin ou l'infirmière apparaissait et posait des questions auxquelles je ne savais pas répondre.

Une fois, j'ai été transféré dans une autre chambre après l'admission d'un nouveau patient. Mais rien ne distinguait une pièce en forme de cellule d'une autre. Seul sur le mince matelas, je fixais comme tous les autres un autre plafond moucheté.

Parfois, la panique montait dans ma poitrine jusqu'à ce que je croie pouvoir crier pour percer le silence étouffant. Mais à chaque fois, les sorts s'évanouissaient, me laissant à nouveau creusée et sourde. Je me languissais des allées et venues des infirmières, preuve qu'un monde existait au-delà de ces frontières claustrophobes.

Des plateaux-repas apparaissaient au hasard, même si je parvenais rarement à avaler plus de quelques bouchées. Rien ne parvenait à percer le désespoir étouffant qui étouffait toute émotion. Seuls les maux de tête qui me martelaient derrière les yeux, alimentés par le manque de sommeil et de nourriture, me donnaient quelque chose à ressentir.

Je perdais le compte du nombre de fois où le soleil se levait et se couchait derrière la fenêtre grillagée. Le temps ne s'écoulait plus de manière régulière, mais s'égouttait en gouttes et en gouttes sporadiques.

Chaque minute paraissait interminable, mais des heures entières s'écoulaient sans prévenir. Dehors, devant cette fenêtre, la vie continuait sans moi - mais ici, j'étais figé, complètement détaché de tout sentiment de normalité.

Mes sentiments étaient étouffés, enveloppés dans du coton comme un patient comateux sous forte sédation. Chaque jour n'apportait que de faibles échos de l'hystérie qui m'avait amené ici. Mais aucune lueur d'espoir ou de clarté ne perçait non plus à travers le brouillard.

J'ai passé de longs moments à fixer les carreaux mouchetés du plafond et à écouter les bourdonnements et les bips lointains qui constituaient la bande-son de l'hôpital. Les bruits se confondaient en un vacarme mécanique, le compagnon le plus constant de mes journées.

Mon seul indice que je n'étais pas complètement abandonné ici était la rareté des apparitions du personnel. Même ces brèves interactions me privaient du peu d'énergie que je pouvais mobiliser. Je ne les considérais plus comme un lien bienvenu avec l'humanité, mais comme une atteinte à la surdité précaire qui me protégeait.

Une fois, après une autre nuit agitée, je me suis réveillée et j'ai vu le visage inquiet de mon mari qui me regardait. Cette vision a provoqué une nouvelle douleur dans ma poitrine. Le voir à cet endroit rendait mon état mental brisé indéniablement réel et non pas le cauchemar auquel je croyais encore.

Je me suis rendu compte que l'austérité de la chambre d'hôpital le faisait souffrir lui aussi, souffrir à cause de ma souffrance. Lorsqu'il me prit la main avec hésitation, je reculai presque devant ce contact tendre. Le contact physique me semblait dangereux et menaçait de rompre le tendre engourdissement et de déclencher un flot d'émotions auquel je n'étais pas préparée.

Mais je suis restée silencieuse, lui permettant de poser ma main glacée dans la sienne, plus chaude. Aucun de nous n'a parlé pendant que nous étions assis dans un silence douloureux, l'espace entre nous était rempli de toutes les choses que nous ne pouvions pas dire à voix haute. Il avait l'air complètement désemparé en m'observant ainsi, impuissant et incapable de m'atteindre.

Après son départ, une partie de moi se languissait de le rappeler et aspirait au réconfort de sa présence ferme. Le reste reculait devant tout souvenir du monde extérieur. Dehors, j'étais endommagé, fou. Mais ici, encapsulée, je pouvais faire comme si rien de tout cela n'était réel.

La fois suivante, lorsque le médecin a fait sa visite, j'ai demandé, hébétée, quand je pourrais rentrer chez moi. Il m'a donné une réponse sans engagement pour savoir si le médicament avait fait effet. Intérieurement, j'ai poussé un cri de frustration, même si j'ai maintenu une façade passive.

Aucune pilule magique ne pourrait guérir ma psyché fragmentée ou arrêter les vagues implacables de peur et de paranoïa. Aucun temps passé dans cet endroit stérile ne me ramènerait à un état de base de normalité. Mais je n'avais pas la force de le contredire, alors j'ai hoché respectueusement la tête.

Plus tard, je me suis faufilé pour tester la porte, avec la certitude irrationnelle qu'elle serait fermée, même si je n'étais pas prisonnier. Le bouton a tourné rapidement, mais je l'ai laissé fermé. Où pourrais-je aller si le seul endroit qui m'attendait était une maison maintenant pleine de fantômes de qui j'étais ? Il n'y avait pas de bonnes options, seulement des couches de confinement. Que ce soit ici ou là-bas, la solitude et le désespoir restaient inévitables.

Cette nuit-là, j'ai rêvé que j'étais prisonnier d'un labyrinthe sans fin, peu importe combien de fois je me tournais. Si une sortie semblait se dessiner devant eux, les murs se transformaient en une autre impasse. Je courais frénétiquement à travers le labyrinthe changeant, mais je ne trouvais pas d'issue.

Je me suis réveillée en sanglotant et en tremblant, la cruauté du rêve s'approchant trop près de moi. Parce que j'étais coincée ici, dans ce labyrinthe de mon esprit brisé, trébuchant dans des couloirs identiques et vides qui ne menaient jamais à la lumière. Je ne voyais aucun chemin linéaire vers l'avant, aucune possibilité d'en ressortir entière et stable. Rien que des ténèbres éternelles, où que je me tourne.

Le lendemain, j'ai demandé une nouvelle fois quand je pourrais partir. Cette fois-ci, le médecin me dit à contrecœur demain si je resterais calme. J'ai acquiescé et me suis retiré dans mes pensées. Après un nouveau cycle de sommeil et de garde dans ce lieu, la porte s'ouvrirait à nouveau.

Est-ce que je serais prêt ? Je ne savais pas comment répondre. Partir d'ici ne me ramènerait pas magiquement à la vie qui avait été violemment bouleversée. Rien ne pourrait réparer les dommages causés à mon esprit ou les yeux effrayés de ma famille.

D'une certaine manière, l'hôpital offrait un refuge contre la dure réalité. Je n'avais pas à faire face à l'impossibilité de revenir à la normalité entre ces murs. Je pouvais rester en stase, à l'abri des attentes et des pressions.

Et pourtant, je ne pouvais pas me cacher ici pour toujours. Le temps continuerait à s'écouler, peu importe à quel point je m'accrochais désespérément à l'illusion qu'il était gelé pour moi en ce lieu. Le monde continuait de tourner inexorablement, tandis que je restais prisonnier de boucles répétitives et sans fin de ma propre psyché tourmentée.

Bientôt, je devrais quitter ce cocon stérile et revenir à la réalité qui ne cesse de tourner. Ma tête s'est trop longtemps détachée des sables mouvants ; les changements qu'elle avait subis en mon absence allaient être déroutants. J'en sortirais affaibli, tout comme la vie exigeait plus de force qu'auparavant.

L'hôpital avait endigué les crises, mais n'offrait aucun remède à la fragilité sous-jacente de mes fondations. Je me sentais toujours creusée de l'intérieur, m'accrochant à un état sourd de choc et de déni. Sous la pression des routines et des attentes, le délicat prétexte pouvait à nouveau se briser à tout moment.

J'ai donc oscillé entre la peur de retrouver le monde et le désespoir d'échapper à l'étroitesse de cet endroit. Aucune des deux options ne promettait le réconfort ou la rédemption. Je ne savais pas comment faire comprendre aux médecins que, même si les lignes de faille s'étaient atténuées, elles restaient sous la surface et étaient sur le point de se rompre à la moindre perturbation.

Tout ce que je pouvais faire, c'était hocher docilement la tête pour montrer que j'étais prête à sortir, tout en tremblant intérieurement parce que je ne me sentais pas encore prête. Mais les journées d'hôpital soigneusement réglementées m'avaient privé de toute liberté de décision que je possédais autrefois. Je ne pouvais que compter sur les médecins pour savoir ce qu'il y avait de mieux à faire quand je faisais chaque pas qu'on me dictait, et ne pas être capable de me défendre moi-même.

Le lendemain, je me suis levée et j'ai machinalement enfilé les vêtements que mon mari avait déposés. Cela faisait des mois que j'aspirais à l'air frais et à la liberté de cet enfermement claustrophobe. Alors que j'attendais maintenant ma libération, les murs stériles m'apportaient un froid réconfort. Chaque minute me rapprochait de l'inconnu béant qui m'attendait à l'extérieur.

Bien trop tôt, on a frappé à la porte avant qu'elle ne s'ouvre et ne laisse apparaître le visage plein d'attente de l'infirmière. C'était le moment. Je la suivis d'un pas de bois à travers les couloirs brillamment éclairés, chaque pas me propulsant plus près du chaos que je pouvais gérer sans outils.

Alors que nous traversions la salle de sortie, je gardais les yeux baissés et ne pouvais pas croiser le regard du médecin qui signait mes papiers de sortie. Comme si le fait d'éviter le contact visuel pouvait m'empêcher de voir le doute, la question inavouée de savoir si je pouvais me tenir ensemble en dehors de ces murs.

J'ai pris les ordonnances et les instructions qu'il m'avait mises dans les mains. Puis la double porte s'est ouverte et la lumière du soleil m'a aveuglé un instant. Je me suis figé, paralysé par l'immensité du monde qui m'attendait.

Avec une respiration apaisante, j'ai forcé mes pieds de plomb à me propulser en avant sur le parking. A chaque pas que je faisais pour m'éloigner de l'hôpital, l'emprise sur moi se relâchait un peu, mais me laissait plus déliée et plus exposée. Je ne regardais pas derrière moi, de peur de m'arrêter et de me retourner encore une fois si je le faisais.

Même si mon corps avait quitté l'hôpital, il était accroché à moi de tant de façons invisibles. Je pouvais encore le sentir dans les images rémanentes qui s'étaient imprimées derrière mes yeux, comme si je fixais le soleil trop longtemps. Il résonnait dans le silence que tout le bavardage et le bruit de la vie réelle ne parvenaient pas à percer.

Extérieurement, j'étais libre de cet endroit. Les murs blancs et froids et les odeurs antiseptiques étaient derrière moi. Mais ils avaient pénétré dans ma psyché et laissé une moisissure en forme de tache qui ne pouvait pas être facilement nettoyée à la brosse.

Je m'accrochais désespérément au fragile statu quo, confiant dans le fait qu'il supporterait mon poids. Mais je sentais déjà les fissures s'étendre sous mes pieds. Des fissures par lesquelles la folie pourrait à nouveau s'engouffrer sans prévenir. La chute m'avait fondamentalement déstabilisé, mes arêtes dentelées étaient désormais exposées.

J'étais maintenant dehors, mais toujours en équilibre précaire sur mon abîme. Ce n'était qu'une question de temps avant que la prochaine fissure ne s'ouvre et me renvoie dans le terrible abîme de mon esprit. Il était impossible de se soustraire à l'inévitabilité de cette chute.

CHAPITRE 4

UNE PIGNON D'ESPOIR

La vue familière de notre modeste maison beige aurait dû être rassurante. Au lieu de cela, la peur s'est répandue en moi lorsque Drew a tourné dans l'allée le premier jour après son hospitalisation.

Les médecins m'avaient laissé sortir et estimaient que j'avais suffisamment récupéré pour pouvoir vivre à nouveau chez moi. Mais je savais que les déchirures étaient toujours constituées de toiles d'araignée. Ma psyché pouvait à nouveau s'effondrer sans avertissement. La maison devait être un refuge, mais elle me semblait plutôt être une scène dans laquelle je ne pouvais pas cacher les dommages permanents.

D'un pas plombé, je remontais le trottoir bordé de mes géraniums fanés - qui, après avoir été négligés, étaient maintenant secs et desséchés. Leur état actuel semblait être un signe funeste de ce que mon absence avait fait d'autre.

Mes mains tremblaient lorsque j'ai ouvert la porte d'entrée, me préparant à un silence lourd de reproches. Au lieu de cela, j'ai été enveloppé par une chaleur accueillante - le mobilier confortable, les photos de famille encadrées et même l'odeur persistante de cannelle d'une bougie depuis longtemps consumée.

Pendant un moment, j'ai eu l'impression que les dernières semaines n'avaient été qu'un horrible cauchemar. J'osais espérer que ma vie ininterrompue m'attendait ici.

Ma courte rêverie s'est effondrée lorsque j'ai entendu des pas qui tonnaient dans l'escalier. Deux garçons exubérants se sont jetés dans mes bras et ont failli me renverser de soulagement.

En voyant les visages radieux de mes enfants, les sentiments que j'avais emmagasinés en moi à l'hôpital ont refait surface. Des larmes ont coulé sur mes joues tandis que je m'accrochais à leur chaleur ferme.

Par-dessus leurs têtes, mon regard a croisé celui de Drew, qui observait la scène avec des traits tendus. Dans son regard tendu, j'ai à nouveau entrevu le chemin difficile qui m'attendait. Les retrouvailles joyeuses m'ont mis du baume au cœur, mais les blessures se cachaient juste sous la surface.

Ce soir-là, après avoir mis les garçons au lit avec des histoires et des baisers supplémentaires, et alors que leur respiration régulière emplissait la maison tranquille, j'ai trouvé Drew qui m'attendait en bas. Sans un mot, il m'a serré fort dans ses bras, comme s'il pouvait maintenir nos morceaux brisés ensemble par la simple force de sa volonté.

Je me suis permis de m'appuyer sur lui et de savourer la fermeté rassurante de sa présence. Pourtant, même ici, dans ses bras, je me sentais irrémédiablement changé. Comme un étranger dans ma maison, un imposteur qui tente de se fondre dans la masse.

"Je suis si content que tu sois de retour", a finalement murmuré Drew dans mes cheveux. J'ai hoché silencieusement la tête contre sa poitrine, incapable d'exprimer mes craintes qu'une partie de moi reste à jamais perdue dans ces murs froids d'hôpital.

Drew a senti mon bouleversement intérieur et m'a doucement fait m'asseoir à côté de lui sur le canapé. Il a écarté mes cheveux de mon visage, une ligne d'inquiétude et d'impuissance.

"Je ne peux pas imaginer à quel point cela a été difficile pour toi", commence-t-il en hésitant. "J'aimerais pouvoir brandir une baguette magique et faire tout disparaître. Mais je suis là pour toi, quel que soit ton besoin".

Je me penchais prudemment dans son étreinte, aspirant à sa force et à sa stabilité comme à un radeau de sauvetage dans une eau agitée. Mais le doute s'est insinué et a empoisonné cette paix passagère.

Il ne pouvait pas comprendre à quel point je me sentais découragée et fondamentalement ébranlée. Notre vie avait dévié de son chemin commun habituel et je devais parcourir seule ce terrain semé d'embûches.

Son soutien indéfectible ne pouvait pas non plus résoudre les fissures plus profondes qui traversaient encore ma psyché et menaçaient de se rouvrir à tout moment. Aussi dévoué qu'il ait été, Drew était impuissant face au câblage cassé de mon esprit défectueux.

Les jours suivants, je me suis accrochée à des routines simples - je préparais mes repas sous le cliquetis rassurant de la vaisselle et je m'occupais des petits chaque soir. Drew restait une présence constante et rassurante, observant ce fragile équilibre, même s'il marchait sur des coquilles d'œufs pour ne pas provoquer de nouvelle crise.

Sa prudence me faisait mal, même si je reconnaissais sa nécessité. J'étais une bombe qui avait déjà explosé une fois, ne laissant que l'incertitude de savoir quand et avec quelle violence j'exploserais à nouveau.

Un soir, alors que nous étions assis face à face et que nous piochions dans notre dîner, le poids de tout ce que nous ne disions pas nous pesait de manière insupportable. Désespérément, j'ai attrapé sa main et me suis protégé des doutes qui tourbillonnaient autour de nous.

"J'essaie de... J'ai besoin de... Du temps", ai-je balbutié maladroitement. Du temps pour accepter mon diagnostic et ses conséquences à vie. Du temps pour se réhabituer au poids de cette maladie. Et il est temps que la timide confiance entre nous grandisse à nouveau.

Drew a doucement bercé mes mains, ses yeux étaient remplis d'émotions pour qu'il puisse toutes les énumérer. De la tristesse, de la peur et surtout une profonde fatigue face à la perspective de devoir affronter les tempêtes imprévisibles que mon état pourrait déclencher.

"Aussi longtemps que cela durera, je n'irai nulle part", a-t-il promis solennellement. Et je connaissais sans aucun doute la vérité inébranlable de ses paroles. Mais les promesses seules ne pouvaient pas combler le fossé béant qui s'était creusé ces dernières semaines.

Au fil des jours, nous nous sommes habitués à un rythme agité. Dans les moments de normalité, je pouvais imaginer notre chemin commun vers l'avant. Mais mes pensées les plus sombres s'insinuaient toujours - le murmure insidieux que j'étais irrémédiablement brisée, un poids qu'il ne pouvait supporter que par obligation.

Trop souvent, j'ai surpris Drew en train de m'observer avec une inquiétude à peine voilée, alors qu'il pensait que je ne regardais pas. Son inquiétude se lisait dans les rides de son front et dans ses épaules tendues.

Un soir, les garçons jacassaient bruyamment au sujet de leur équipe de petite ligue, mais leur vitalité ne faisait que souligner mon instabilité. Leurs voix innocentes se confondaient en une cacophonie stridente, chaque rire et chaque grattement de couverts renforçait mon excitation.

Sans prévenir, j'ai fait claquer mon verre d'eau trop violemment sur la table, faisant voler les morceaux à travers la table. Un silence choqué s'est installé alors que quatre paires d'yeux effrayés se posaient sur moi.

"Je suis désolé ... je ne peux pas ... Trop...", bredouillai-je avant de me lever d'un bond et de m'enfuir à l'étage dans le refuge de la chambre à coucher calme. Derrière moi, ses murmures inquiets me grattaient les nerfs à vif.

Après quelques minutes, des pas prudents se sont fait entendre dans l'escalier, avant que Drew n'apparaisse dans la porte. Je lui tournai le dos, remplie d'humiliation et de haine envers moi-même d'avoir à nouveau perdu le contrôle.

Sans un mot, il s'assit derrière moi et me serra dans ses bras. Je n'ai résisté qu'un instant avant de me blottir contre lui et de me réconforter au rythme régulier de son cœur sous mon oreille.

"Ce sera plus facile", m'a-t-il rassuré. J'ai hoché la tête en silence, aspirant désespérément à le croire. Mais la vérité se cachait sous chaque surface tranquille - ni le temps ni l'amour ne pouvaient chasser durablement les démons qui se cachaient toujours en moi.

Pourtant, s'accrocher à Drew comme à un boulet à ce moment-là était suffisant pour m'empêcher d'être emportée par les tempêtes. Sa persévérance inébranlable a contribué à calmer l'électricité statique dans ma tête et m'a maintenue enchaînée jusqu'à ce que je retrouve mon calme.

Par un accord tacite, nous avons évité de reconnaître ces manifestations une fois qu'elles étaient passées. Le fait de s'attarder ne faisait que déclencher des douleurs que nous souhaitions tous deux voir enterrées.

Mais le déni n'a pas contribué à consolider mes fondations qui s'effritaient lorsque la fissure suivante s'est ouverte sans prévenir. Lorsque mes défenses étaient affaiblies, de petits déclencheurs m'assaillaient - un bruit fort, un petit conflit ou tout simplement les rythmes envahissants de la vie quotidienne.

Drew était à chaque fois là pour ramasser soigneusement les morceaux laissés derrière lui. Pourtant, je sentais sa foi faiblir sous l'assaut de ma dissolution et de ses implacables répliques. Nous avons tous deux mis toute notre énergie dans la reconstruction, mais le sol en dessous de moi ne s'est jamais senti solide très longtemps.

Même si, dans les bons jours, j'avais l'illusion de la normalité, le danger omniprésent de régresser planait sur tout. Mon esprit était devenu un traître et rien ne pouvait le forcer à céder.

Les garçons restaient éveillés et leur présence joyeuse m'ancrait dans l'instant. Je trouvais la paix en me perdant dans leur routine. Les histoires du soir et les projets scolaires me donnaient un sentiment de sens bienvenu que mes projets déréglés n'offraient plus.

Mais même le fait d'être mère devenait un défi, car ma patience était très fluctuante. Les mauvais jours, son énergie sauvage rongeait mes nerfs à vif, jusqu'à ce que je croie que j'allais crier. Même si je parvenais la plupart du temps à réprimer cette envie, il m'arrivait de perdre mon sang-froid et un mot dur s'échappait avant que je ne puisse le comprendre.

L'expression blessée et confuse dans ses yeux était presque pire dans ces moments-là que dans les épisodes proprement dits. Je détestais le fait que, peu importe à quel point j'essayais de la protéger, les répercussions continuaient à s'immiscer sournoisement dans sa vie.

C'était atroce de voir mes enfants marcher autour de moi sur la pointe des pieds. Leur enfance aurait dû être insouciante et ne pas être polluée par l'instabilité terrifiante de leur mère. J'étais devenue l'incarnation de tout ce dont je voulais les protéger.

Chaque fois, je me promettais de faire mieux et je me battais désespérément pour la normalité. Mais malgré ma poigne mordante, cela restait insaisissable. Aucune force de volonté, aussi grande soit-elle, ne parvenait à brider mon cerveau de traître.

Les médicaments atténuaient un peu les hauts et les bas, mais ils entraînaient une fatigue à fleur de peau. Je me traînais des jours durant, enveloppée de plomb, aspirant au soulagement et craignant en même temps d'affaiblir mes défenses au point de laisser passer les démons. C'était un dilemme impossible.

Malgré tout cela, Drew est resté fermement à mes côtés, mon roc dans les turbulences. Mais même le roc de base peut un jour être usé par des vagues implacables et déchaînées. Le stress qui l'accablait était clairement visible aux nouvelles mèches argentées sur ses tempes et aux sillons sur son front.

Me regarder, impuissant, m'éloigner de plus en plus de la femme qu'il avait épousée lui faisait profondément mal. Mais il acceptait patiemment chaque morceau que je brisais, même si la colle semblait perdre plus rapidement son adhérence à chaque fois.

Lorsque ma mère a proposé en douceur un programme stationnaire, j'ai violemment reculé, car je considérais que c'était un échec. Comme s'il devait suffire de faire suffisamment d'efforts pour combler durablement les fractures. Mais au fond de moi, je comprenais sa logique, même si je la rejetais avec véhémence.

Un fossé s'était creusé, me séparant de la personne que j'étais auparavant. En équilibre précaire sur le bord, j'étais assailli par les vents qui menaçaient de me précipiter dans le vide. Chaque coup de vent relâchait ma faible prise, jusqu'à ce que mon orgueil tenace finisse par céder.

Lorsque j'ai murmuré à Drew qu'il devait suivre un traitement intensif, le soulagement et l'espoir nus qui se lisaient sur son visage usé m'ont fait mal jusqu'à la moelle. Je me suis rendu compte qu'il avait attendu que je fasse cet aveu, mais qu'il n'était pas en mesure de forcer la décision lui-même.

"Quoi qu'il en soit, nous te soignerons", a-t-il promis en prenant mes deux mains dans les siennes. Sa foi inébranlable dans le fait que la femme qu'il aimait resterait était la seule chose qui me faisait tenir le coup. J'ai prié pour que son optimisme tenace ne soit pas déplacé.

Le premier pas sur un nouveau chemin se dessinait, terrifiant dans son immensité. Mais permettre à quelqu'un d'autre de diriger mon esprit incontrôlable offrait temporairement la seule lueur qui perçait l'obscurité.

Je regardais avec anxiété le long chemin qui m'attendait. Mais pour la première fois, je ressentais un but qui allait au-delà de la simple survie quotidienne. Où cela menait, je ne le savais pas. La seule certitude était que le retour en arrière n'était plus une option.

Mes mains tremblaient lorsque j'ai signé les formulaires d'admission le lendemain, marquant ainsi le transfert monumental du contrôle. Lorsqu'un infirmier m'a fait rouler jusqu'au service, je me suis retourné une dernière fois vers Drew.

Son regard ferme et aimant disait tout. Nous suivrions ce chemin côte à côte, où qu'il nous mène. Et ensemble, nous pourrions traverser les nuits les plus sombres pour retrouver la lumière.

CHAPITRE 5

AFFRONTER LES TEMPETÊS :

Les simples routines de la vie quotidienne semblent suffisamment inoffensives. Mais pour moi, des scènes autrefois familières se transforment souvent brusquement en un champ de mines de déclencheurs potentiels qui sont à l'affût. Ma psyché est toujours sur le fil du rasoir, la moindre perturbation menace de me faire replonger dans l'abîme.

Lorsque les garçons et moi faisions les courses, cette tâche familiale quotidienne s'est soudainement transformée en guerre psychologique. Nous marchions dans l'allée des conserves pendant que les garçons jetaient des articles dans le caddie, et leurs chamailleries ludiques m'envahissaient.

Puis on fait tomber bruyamment une canette sur le linoléum, et le bruit aigu résonne dans mon crâne. Je me suis figée et mon pouls s'est instantanément accéléré. Le silence s'est installé sur mes fils, qui me regardaient avec méfiance et s'étaient adaptés à ces sautes d'humeur précaires.

J'ai dégluti difficilement et j'ai lutté pour calmer ma respiration contre la panique naissante. "Ce n'est pas grave, ça m'a juste fait peur", ai-je tenté joyeusement. Leurs jeunes visages trahissaient un malaise persistant alors que nous reprenions notre routine.

Mais ma peau fourmillait encore des répliques de l'adrénaline, et mes nerfs résonnaient de ce stimulus inoffensif. Un rappel clair que mon cerveau interprète à tort des entrées inoffensives comme une menace terrible, de sorte que je me bats constamment contre mes circuits défectueux.

En surface, je semble parfait, mais au fond de moi, d'interminables fausses alertes rebondissent sur moi et me maintiennent en état d'alerte maximale. La vie devient un épuisant parcours du combattant qui exige de la vigilance face à ma nature volatile, en embuscade à chaque coin de rue.

D'autres jours, il devient insupportable de simplement supporter l'assaut des conversations familiales quotidiennes. Les voix vives qui se superposent et qui devraient avoir un effet apaisant s'amplifient dans ma tête de manière insupportable.

Même le sourire forcé que j'arbore comme un masque me semble tendu, alors que je me replie de plus en plus sur moi-même, les muscles tendus par l'effort de supporter une attaque sur mes sens.

Lorsque cela devient accablant, je m'échappe en prétextant une tâche ménagère. Je me suis blotti seul dans la buanderie, luttant contre une irritation irrationnelle envers ma famille bien-aimée. Son innocence rend ma réaction d'autant plus monstrueuse.

Le sentiment de culpabilité pèse sur moi et renforce la pression insupportable. Je devrais être reconnaissant pour les plaisirs quotidiens que les autres célèbrent sans effort. Mais au lieu de cela, je recule et suis incapable de supporter les moments où mon esprit de trahison se transforme en souffrance.

Dans mes jours les plus sombres, aucun endroit ne se sent à l'abri d'une éventuelle embuscade de ma psyché. La maison ne devient pas un refuge, mais un champ de mines de déclencheurs anxiogènes qui attendent de confirmer à quel point je suis toujours brisée.

Malgré tout, je m'efforce désespérément de protéger Drew des répliques. Il a déjà tant de choses à surmonter - je ne veux pas lui en rajouter, si possible. Mais la dissimulation crée une distance qui brise les liens fragiles.

Alors je ravale les mots durs avant qu'ils ne m'échappent et j'affiche un sourire pour cacher mon trouble intérieur. Après des incidents, je minimise les effets permanents et prétends m'en débarrasser rapidement. Mais je sais qu'il entend la vérité dans ce que je laisse dans le non-dit.

Je me regardais souffrir en lambeaux. Se contracter intérieurement. Il le cache sous une douce patience, mais j'ai remarqué l'expression douloureuse de son visage quand il pense que je ne regarde pas. Mon instabilité pèse autant sur lui que sur moi, si ce n'est plus.

Sa loyauté inébranlable reste intacte malgré tout. Les jours où je ne parviens pas à me lever de mon lit sous l'oppression d'un brouillard qui étouffe toute motivation, il prend le relais de l'éducation sans un mot de reproche.

Même les soirs où les réactions irrationnelles fusent, il m'attire dans ses bras et me fait hurler de honte et de haine de soi. Je ne mérite pas cet homme, mais je m'accroche au cadeau immérité de son dévouement.

Mais son esprit infatigable a des limites. Un jour, un petit désaccord a donné lieu à une dispute qui a soudain pris une intensité dangereuse. Cette lutte insensée semblait confirmer ma faillibilité inhérente et prouver que j'étais trop brisée pour que même l'amour de Drew puisse la racheter.

En désespoir de cause, j'ai attrapé les clés de ma voiture et me suis enfui dans la nuit pour m'évader. J'ai conduit pendant des heures sans but ni pensée consciente, si ce n'est d'échapper au poison dans ma tête. Mais lorsque je suis rentrée chez moi, épuisée et contrariée, il m'a serrée contre lui dans un silence soulagé.

Nous n'avons plus jamais parlé de cette nuit-là. En surface, le statu quo avait été rétabli. Mais un changement imperceptible avait eu lieu, une fissure microscopique dans la confiance inébranlable. Une petite faille qui aurait pu se propager et disloquer peu à peu des fondations, comme l'eau qui s'étend dans les fissures de la pierre.

La tension résiduelle persiste désormais, même dans les moments de calme. Il m'observe plus prudemment et se prépare à la prochaine tempête imprévisible. Et je retiens des parties de moi pour éviter de lui infliger d'autres de mes tempêtes.

Cette distance n'empêche toutefois pas Drew de faire face courageusement à chaque nouvelle crise. Mais elle exige de lui un lourd tribut, comme en témoignent les nouvelles rides sur son visage. Il continue à se battre sans relâche, mais les cicatrices que j'ai laissées en surmontant mes tempêtes demeurent.

D'un point de vue purement rationnel, je sais que rien de tout cela n'est intentionnel, mais seulement un dommage collatéral dû au caractère irréconciliable de ma maladie. Mais un sentiment de culpabilité irrationnel me consume malgré tout, car je connais les souffrances que mon esprit brisé lui inflige.

Je promets de m'améliorer et d'être plus robuste à chaque matin calme. Néanmoins, chaque déclencheur, aussi petit soit-il, a le pouvoir de me faire lâcher prise sans prévenir. Mes échecs répétés à maintenir la stabilité nous pèsent douloureusement à tous les deux.

Les jours plus sombres, des pensées déformées s'insinuent et chuchotent qu'il se porterait mieux s'il n'était pas tiré vers le bas par le poids de ma maladie. Je le déçois simplement en m'obstinant à m'attacher à quelqu'un de trop abîmé pour être un véritable partenaire.

Mais mon amour pour cet homme est plus important que l'influence corrosive de ma maladie. Même si mon instabilité a érodé nos fondations, notre lien reste obstinément enraciné. Frappé par la tempête, mais toujours debout, pas prêt à abandonner ce que nous avons construit ensemble.

Dans les moments plus faibles, je me demande ce qui peut encore être sauvé. Les blessures peuvent-elles guérir si elles sont constamment rouvertes, tout en s'attendant à ce qu'elles soient tricotées correctement ? Mais le dévouement inébranlable de Drew m'oblige à continuer à me battre pour moi et pour nous.

Le rétablissement n'est jamais linéaire, il est ponctué de rechutes douloureuses. Néanmoins, nous surmontons chaque revers ensemble et nous nous armons peu à peu contre son pouvoir. Ma maladie persiste, mais elle a moins d'impact sur notre vie commune.

Nous avons traversé le feu et en sommes ressortis avec des cicatrices, mais toujours indemnes. Les coups du sort que la vie nous a infligés n'ont fait qu'approfondir notre compassion et renforcer notre volonté tenace de persévérer. Ensemble, nous sommes bien plus grands que la somme de nos cicatrices de combat.

Le chemin vers l'avant peut être sinueux et parfois retomber sur lui-même. Mais nous le suivons au pas, ma main fermement accrochée à Drews. Avec lui, je peux résister aux vents violents sans perdre pied. Et s'il trébuche, je serai là pour amortir sa chute.

La perturbation continuera à mettre à l'épreuve notre résistance et à révéler les faiblesses de notre armure, qui doit être continuellement renforcée. Mais nous avons appris à le combattre comme un front uni et à ne plus le laisser enfoncer un coin entre nous. Notre amour est une protection dans laquelle nous attendons les tempêtes qui passent, avec la certitude que le ciel sera à nouveau dégagé.

Brisés, courbés, mais miraculeusement et pourtant intacts, nous tenons bon.

CHAPITRE 6

UN VENT DU CHANGEMENT

Lorsque la nouvelle de l'ordre de transfert de Drew est arrivée, cela m'a semblé être une heureuse coïncidence. Lorsqu'il a annoncé la nouvelle au cours du dîner, j'ai ressenti de l'anticipation. Une chance de prendre un nouveau départ, loin des fantômes qui pèsent lourd ici.

Après quinze ans de va-et-vient entre les bases et les missions, il n'y avait rien de nouveau dans le fait que la marine donnait nos prochains ordres de marche. Mais cette fois, cela nous semblait différent - une ligne de vie prolongée qui offrait l'espoir d'une rédemption de la lutte épuisante pour le retour à la normale.

Je m'imaginais me débarrasser de mon vieux poids comme d'une seconde peau et en ressortir confiante et insouciante. Libérée des regards et des chuchotements qui, après mon séjour à l'hôpital, se sont répandus dans les canaux à ragots des petites villes.

Logiquement, je savais bien sûr que ces fantasmes simplifiaient trop la réalité. Je ne pouvais pas échapper aussi facilement à ma maladie, et les chaînes historiques ne se briseraient pas non plus aussi aisément. La dynamique du progrès ne pouvait pas neutraliser les effets persistants des tsunamis qui avaient balayé les anciennes fondations.

Pourtant, la perspective d'une toile blanche nous attirait. En fait, nous pourrions repartir à zéro quelque part loin d'ici et sans être touchés par les blessures qui couvent encore ici. Construire la vie que j'ai imaginée il y a longtemps, mais qui a déraillé à cause de mon esprit traître et de ses répliques.

Par un accord tacite, ces courants dangereux étaient trop rapides et mortels pour être étudiés de plus près avant de partir. Nous nous sommes résolument concentrés sur l'avenir qui nous attendait juste derrière l'horizon et qui était trop tentant pour que nous puissions y résister malgré des risques mal définis.

Lorsque le jour du déménagement est enfin arrivé, j'ai visité notre immeuble sans remords. Il reste des regards fuyants et des questions directrices déguisées en inquiétude. Laissez quelqu'un d'autre hériter du poids de l'agitation feutrée qui s'infiltre à travers les vitres fissurées, laissées négligemment ouvertes.

Mes épaules se sont senties plus légères alors que nous quittions lentement le trottoir, créant une distance littérale et symbolique entre nous et tout ce que cet endroit représentait désormais. L'arrière ne contenait que la promesse de pages blanches, attendant d'inscrire l'avenir que nous osions imaginer.

Satisfaits, nous nous sommes mis en route à travers le pays. Tracer des itinéraires profondément ancrés dans la vie militaire nomade. Comme nos pionniers qui planifient leur destin et partent à la recherche d'objectifs inconnus mais pleins de potentiel. Même s'il ne s'agissait que d'une autre tâche standard à la base, elle était pleine de promesses dans mon imagination débordante.

Lorsque des autoroutes et des aires de repos homogénéisées sont apparues derrière nous, de nouvelles possibilités se sont ouvertes, remplaçant des réalités ennuyeuses. Nous y redécouvririons une joie fanée et des rires sans ombre. Les jeunes seraient libres de se déplacer sans que des nuages d'orage ne pèsent sur eux, et leur enfance ne serait pas souillée par des cicatrices qui ne seraient pas les leurs.

Pendant qu'il conduisait, j'ai examiné le profil latéral acéré de Drew, la ligne déterminée de sa mâchoire se distinguant par sa force. Il avait surmonté toutes les épreuves avec une grâce inébranlable, mais je voyais aussi en lui une légèreté naissante. Ensemble, nous foncions vers un avenir qu'on n'osait presque pas espérer.

Cela n'a guère calmé mon enthousiasme croissant lorsque nous sommes enfin arrivés à un quartier presque identique au précédent. Cette itération pourrait être un foyer qui récupère tout ce qui a été enlevé jusqu'à ce qu'il n'existe plus rien d'autre que l'ordinaire.

J'ai commencé avec une intensité fébrile à gérer le placement des meubles de manière à favoriser l'harmonie, et j'ai même cherché des accents particuliers pour donner de la personnalité à la toile vierge. Les fenêtres étaient grandes ouvertes, laissant entrer une douce brise qui, heureusement, ne semblait pas être encombrée par les problèmes du passé.

Le rire était plus facile ici, car il y avait la possibilité de remplir des espaces où se cachaient autrefois des ombres. Même les défis d'adaptation des garçons aux nouvelles écoles ont été rapidement surmontés et emportés par ce courant fluide qui nous a doucement emportés vers le ciel.

Jusqu'à un après-midi par ailleurs inoubliable, où des courses ont nécessité un arrêt à la caisse affairée, au milieu de couloirs animés et de bavardages insondables, tourbillonnant sans cesse, certains changements invisibles se sont déployés comme une pression atmosphérique inversée qui s'est brusquement effondrée, une tempête invisible qui se préparait maintenant.

Elle a commencé lentement - une conversation qui s'est brusquement arrêtée lorsque je me suis approché et qui a repris avec encore plus de force lorsque je suis passé. Des regards fugitifs mais indiscernables ont coupé ma direction, tandis que des bouches cachées derrière des mains s'agitaient furtivement. Aucune source identifiable pour ce murmure qui me donnait la chair de poule sur les bras, mais qui me semblait soudain sensiblement présent.

Une fois les tâches quotidiennes accomplies, je me suis retirée précipitamment vers la voiture, me sentant exposée à des regards vigilants, perceptibles comme des attouchements. Derrière le tampon sécurisé des fenêtres, je détendais peu à peu mes muscles tendus tout en m'éloignant lentement du parking et en essayant de calmer mon pouls.

Tu es paranoïaque, m'accuse une voix intérieure méprisante. En fait, aucune remarque n'avait été formulée ou pensée avec malveillance, comme je voulais le croire. Un esprit excessivement défensif vacillait sous un assaut soudain de stimuli inhabituels, jusqu'à ce que des événements anodins prennent des connotations inquiétantes.

On l'attribue à une perturbation des étapes récentes, argumenta le cynique. Il est probable qu'aucun complot ne s'est fomenté dans mon dos, à part des ragots triviaux sur des marginaux qui s'estomperaient rapidement avec l'assimilation.

Les rationalisations accueillantes, je les ressentais comme des bouées, déjà embarrassées par des réactions excessives et humiliantes. Bien sûr, une déstabilisation temporaire était inévitable lors de changements drastiques dans la vie. Je retrouverais mon équilibre une fois que je me serais complètement établie dans cet environnement.

Mais les griffes froides du doute continuaient à me griffer le dos, tandis que la certitude insistante des yeux suivait ma silhouette qui se retirait. Et l'idée inquiétante que je ne pourrais peut-être jamais laisser tout cela derrière moi s'accrochait inexorablement au passé.

J'ai mis de côté ce malaise envahissant et j'ai refusé de confier mon nouveau départ tant attendu à des esprits familiers. J'avais idéalisé de manière inaccessible ; c'était tout. Étant donné qu'en tout lieu vivent des personnes défectueuses, aucun lieu ne pourrait exister sans ragots, jugements ou jalousies mesquines. C'est juste qu'après des années de maladie, je n'étais plus en mesure de me débarrasser d'événements anodins comme le feraient la plupart des gens. Et les offenses perçues n'habitaient probablement que ma psyché toujours paranoïaque et ne reflétaient pas des événements réels.

Cette transition semée d'embûches se stabiliserait lorsque j'aurais le temps et la perspective appropriés pour me réorienter. Je me suis concentrée sur la gratitude pour la forte présence de mon mari et les joyeux petits garçons, sans prêter attention aux tempêtes qui se déchaînaient autour de nous. Les priorités se sont concentrées sur le fait de trouver la force de résistance intérieure pour résister à cette phase de bouleversement nécessaire avant d'entrer dans des ports plus calmes.

Mais au cours des jours et des semaines qui ont suivi, la conscience aiguë des regards en coin et des silences persistants a résonné différemment. Les chuchotements s'intensifiaient sensiblement, alors que derrière des mains battantes, des suppositions s'échangeaient couche après couche sur les nouveaux arrivants déjà marqués au fer rouge.

Comme des loups qui sentent la faiblesse, ils encerclaient prudemment, avides de découvrir la moindre vulnérabilité. Leurs commentaires astucieux analysaient chacun de mes mouvements et cherchaient des failles pour confirmer les soupçons et consolider notre statut d'outsider. Trop brisée, ce qui n'est visible que pour la mentalité exigeante de leur meute, et mon comportement imprévisible me cimente irrémédiablement au-delà des limites de la société polie.

Au cours de ces interactions sociales déroutantes, la confusion stupéfiante m'a cloué sur place. Il me manquait un scénario adéquat pour me guider à travers le champ de mines bouleversant des conversations, désormais truffées d'explosifs cachés.

Dans un désir désespéré de me sentir intacte et innocente, j'ai ignoré les inscriptions sur les murs et me suis faussement assurée que les messages de menace étaient involontaires. Un câblage défectueux dans ma tête a transformé des fausses déclarations innocentes en insultes à la limite de la violence, même si aucun acte de guerre n'avait eu lieu, sauf ceux qui se battaient exclusivement dans ma tête épuisée.

Mais des doutes implacables ont lentement miné ma confiance en moi ébranlée, jusqu'à ce que s'impose la certitude inébranlable que les défauts ne résidaient pas dans ma perception, mais dans mon psychisme défaillant, et qu'ils étaient révélés sous leur examen minutieux. Ma farce désespérée en matière de normalité ne pouvait pas satisfaire le jury convoqué pour juger si je méritais cette place dans ses rangs. A chaque fois, le verdict dévastateur s'exprimait clairement : je restais une marchandise abîmée, ma vraie nature était évidente pour tous ceux qui voulaient voir à travers de minces façades, incapables de cacher la réalité, à savoir que je n'étais pas à ma place.

Les fantasmes de tableaux vides et de nouveaux départs s'estompaient lentement, puis s'éteignaient, et la lumière crue de l'enquête révélait qu'ils n'étaient rien d'autre que des mirages. Nous avions courageusement travaillé pour surmonter le traumatisme qui se cachait silencieusement dans ces murs. Mais au final, aucun effort n'a pu venir à bout de ce qui m'avait fondamentalement et durablement changé, une vérité irrévocable qui trahissait ma fragilité, où que nous nous trouvions.

Le changement de cap du vent pourrait certainement pousser les bateaux de passage hors de vue demain. Mais tous ces vœux pieux ne pouvaient pas effacer le passé ou me libérer de ses dommages permanents. Aucune solution géographique ne suffisait à combler les lacunes qui caractérisaient mon être. Le même refrain amer résonnait partout où je voyageais, révélant les défauts qui me caractérisaient en tant que marginal. En fait, nous avions appris entre-temps qu'aucune issue ne pouvait nous mener assez loin pour laisser cela derrière nous.

CHAPITRE 7

CHAPITRE 7

ÉTAPES DANS LA LUMIÈRE :

Accepter la vérité de mon diagnostic a été un chemin long et difficile, parsemé de résistance et de déni. Même après que l'effondrement psychotique dramatique m'ait conduit directement à un traitement psychiatrique, une partie de moi refusait le diagnostic. En fait, un épisode inhabituel ne nécessitait pas l'étiquette menaçante qui m'accompagnait maintenant.

Dans les moments plus calmes, la raison me forçait à reconnaître que quelque chose de fondamental s'était fragmenté. Le fait que ma psyché, auparavant stable, se soit brisée à ce point, sans catalyseur externe, indiquait une instabilité intrinsèque qui démentait l'image "normale" de moi-même à laquelle je m'accrochais.

Mais au fur et à mesure que les semaines passaient, j'ai commencé à vaciller. Peut-être avais-je simplement besoin de repos et de temps pour retrouver mon équilibre. Chaque soulagement progressif des symptômes nourrissait le fantasme persistant qu'un rétablissement complet m'attendait juste après le prochain virage.

Lorsque même Drew m'a gentiment confronté à la nécessité de prendre des médicaments d'entretien, je me suis énervé. La nécessité d'un traitement signifiait une rupture irréparable. Je résistais aux effets secondaires débilitants comme la pénitence, j'étais affaibli par une misère sans repos, mais je préférais l'inconfort physique à la confrontation avec la dure réalité.

Après ma sortie de l'hôpital, j'ai réussi pendant un certain temps à maintenir une imitation passable de moi-même. Les contraintes exigeantes de l'éducation des enfants et de la gestion d'un ménage m'ont suffisamment distraite de mon état de délabrement. En surface, la femme que les autres voyaient semblait presque entière.

Mais derrière la façade, ma psyché restait fragmentée, à peine maintenue par des fils effilochés et une pure obstination. L'insomnie implacable me laissait les yeux creux et épuisé, mais je refusais de reconnaître l'instabilité qui bouillonnait sous la maîtrise rigide de soi. Le vacillement inconsidéré au bord du gouffre était devenu un statu quo acceptable. Tout était préférable à l'aveu d'impuissance.

Lorsque des psychiatres bien intentionnés ont suggéré d'adapter les médicaments pour soulager des symptômes encore aigus, je me suis indigné. En fait, des combinaisons supplémentaires, aggravant une fatigue déjà importante, ne feraient qu'accroître l'impuissance au lieu de rétablir le contrôle. Mais même moi, je devais finalement admettre qu'un traitement alité et inefficace ne représentait guère une guérison durable.

Et c'est ainsi que commença le processus démoralisant d'essais et d'erreurs dans le choix des options de traitement et l'équilibre entre la gestion des symptômes et les effets secondaires dévastateurs. Chaque tentative de stabilité échouée semblait miner davantage ma constitution défectueuse, jusqu'à ce que même la fonctionnalité de base soit en jeu.

Malgré ces revers, Drew, malgré son désespoir, restait une force de soutien - de soutien, mais pas de force. Je reconnaissais le tribut que mon refus lui imposait, et comment chaque spirale descendante dessinait des rides d'inquiétude plus profondes sur son front. Mais il continuait à me pousser doucement en avant lorsque je commençais à piétiner, sans jamais arracher explicitement le contrôle que je gardais si farouchement.

Lorsqu'un cocktail de médicaments particulièrement pathétique m'a ramené à l'hôpital, la réalité a enfin fait irruption dans mon déni obstiné. Les épisodes de vélo avaient dépassé ma capacité à me contenir par simple entêtement. La stabilité serait difficile à atteindre sans le maintien adéquat d'un esprit qui fonctionne indépendamment de mes instructions rigides.

L'abandon de l'autorité sur mon psychisme défectueux a détruit des illusions d'autodétermination longtemps entretenues. Abandonner cette résistance à fleur de peau et lâcher les rênes, c'était comme reconnaître la mort du moi que j'avais toujours connu.

Dans mon cœur, j'ai compris que le lâcher-prise était la seule voie restante pour aller de l'avant. Néanmoins, j'ai été profondément attristé lorsque le Dr Brennan a prudemment répété l'importance de maintenir la médication sous surveillance psychiatrique. Sa confirmation silencieuse du caractère inéluctable de ma maladie a été le dernier clou dans le cercueil qui contenait mon identité antérieure.

Comme étourdie, je me suis finalement engagée à la respecter intégralement, à la fois abattue par la réalisation que j'avais souffert toute ma vie, mais en même temps consciente qu'il n'y avait plus d'autres voies possibles. Après avoir résisté pendant des années à l'humiliation de telles contraintes, la fatigue a fini par l'emporter sur la fierté.

J'aimerais pouvoir décrire la percée qui s'en est suivie comme une révélation instantanée, mais la transformation s'est faite progressivement, au prix d'une lutte sans merci. Avec le Dr Brennan, j'ai continué à travailler sur d'innombrables optimisations, à la recherche d'un équilibre insaisissable entre efficacité et tolérance. Les impasses nécessitaient souvent des retours en arrière et des détours lorsque les effets secondaires prenaient le pas sur les progrès.

Le triomphe s'est fait petit à petit, souvent deux pas en avant, puis un pas en arrière. Ma perspective s'est déplacée de la lutte contre un establishment médical paternaliste vers une mission commune pour le bien-être. La guérison n'était plus seulement définie par l'absence de symptômes aigus, mais par la culture d'une sagesse et d'une intention plus profondes.

Lorsque mon état intérieur s'est finalement stabilisé, le calme mental a remplacé le bruit intérieur incessant. Je m'étonnais à nouveau de sensations oubliées - je me détendais dans le calme d'un sommeil ininterrompu et j'embrassais des joies simples, sans m'attendre à ce que l'autre chaussure tombe. Avoir de longues conversations sans perdre le fil à cause de bruits de fond envahissants dans ma tête. Presque miraculeusement, la stabilité a libéré des capacités d'intimité et d'observation révélatrice qui étaient restées cachées auparavant.

Bien sûr, il reste parfois des traces de l'ancienne perspective. Des effets secondaires occasionnels déclenchent toujours des tendances antérieures à se blâmer pour une prétendue faiblesse. Alors que les canaux de dopamine se recalibrent grâce à un soutien chimique, je dois lutter contre de vieux démons qui ont été en grande partie réduits au silence, mais qui attendent une occasion de faire revivre des schémas de pensée autrefois profondément enracinés.

Heureusement, de nouvelles voies, tracées par un travail intérieur durement gagné, offrent désormais des moyens alternatifs de déjouer des pièges que je croyais autrefois inévitables. Ma boîte à outils déborde de stratégies de résilience qui ont été soigneusement élaborées au cours d'un long travail. Lorsque des fantômes connus surgissent, je puise dans cet arsenal avec l'assurance tranquille d'un guerrier expérimenté. Mes cicatrices d'honneur prouvent la confrontation et l'endurance face à l'adversaire le plus rusé que j'ai jamais affronté - mon beau cerveau devenu traître.

Tant que cette danse de toute une vie se poursuit, aucune véritable victoire ou déclaration décisive de triomphe final n'est atteignable. Mais grâce à un esprit guerrier implacable, je peux transformer les inévitables revers en tremplins pour la croissance, plutôt qu'en excuses pour la résignation ou le blâme de soi pour un échec imaginaire.

Mon étoile directrice et mon inspiration pour la lutte est la famille qui a tenu bon pendant de longues nuits sans espoir, lorsque des torches allumaient des feux de forêt incontrôlés et que le matin ne laissait apparaître que de la terre brûlée. Son amour patient et durable m'a inspiré à continuer quand il n'y avait plus de carburant pour brûler. Pour elle, je renaîtrais toujours de mes cendres, qui couvaient encore sous l'inévitable inflammation qui suivrait.

Peut-être qu'un jour, de manière imprévisible, une rémission durable ou une guérison miraculeuse pourrait se manifester. Mais il y a de fortes chances que ce partenaire et moi jouions indéfiniment au tango pour maintenir le fragile équilibre impitoyablement déstabilisé par quelques neurones défectueux. Même s'il est décourageant, ce voyage épuisant a produit une persévérance et une sagesse incandescentes, suffisamment pour remplir des volumes de ceux qui sont passés par le creuset et sont ressortis intacts, d'une manière ou d'une autre, à l'autre bout.

Maintenant, je me tiens avec une détermination éculée juste devant les éléments incertains qui se dressent devant moi, refusant de céder un terrain durement gagné à des ennemis invisibles déterminés à saper l'élan fondamental. Quelle que soit l'évolution du destin sur le terrain inconnu qui se présente à moi, je reste fermement enraciné dans celui contre lequel j'ai mené une lutte infernale et je me réengage comme pilote de ma destinée. Quelle que soit la guérison qui s'annonce ou les revers qui surviennent, je reste confiant et inébranlable face aux tempêtes qui se préparent. Après avoir fixé les bêtes et les avoir aperçues, ma beauté se reflète même dans les endroits les plus sombres. Prête à tout, tout, absolument rien ne me déstabilise désormais.

CHAPITRE 8

L'OBSCURITÉ ET LA LUMIÈRE :

Dans le silence du petit matin, lorsque je me tiens à la fenêtre de ma chambre avec une tasse de café qui réchauffe mes paumes, le monde semble immaculé. Dans les moments de calme, avant que le lever du soleil ne réduise à néant les résolutions de la veille, tout semble possible. Je respire profondément et remplis mes poumons d'optimisme pour avancer dans une nouvelle journée de lutte contre des forces imprévisibles qui échappent à mon contrôle.

Des expériences épuisantes m'ont appris que la constance ne naît pas d'une attente passive, mais d'une volonté implacable et active que même cela passera. Comme un guerrier, je revêts chaque jour une armure et je m'arme pour résister à des attaques psychiques implacables, inconnues à chaque horizon. Le calme est durement acquis, une oasis constamment assiégée et nécessitant une surveillance vigilante. Il pourrait être anéanti instantanément si mes défenses vacillaient.

Et c'est ainsi que je me prépare à la ruée de chaque nouveau matin, car j'ai trop souvent été témoin de la rapidité avec laquelle l'autre chaussure cède sans prévenir. Peu importe si la vie se déroule sans heurts, je dors l'œil ouvert, sachant que le trouble gastro-intestinal attend consciencieusement dans les starting-blocks et prépare, après chaque départ gracieusement court, la prochaine entrée prévue. Un symptôme disparaît pour qu'un autre, telle une hydre, surgisse des profondeurs cachées et fasse avancer la danse cyclique entre l'obscurité et la lumière.

Peut-être qu'une stabilité insaisissable s'installera dans les années à venir, signalant que le rideau se referme sur cette production épuisante. Mais rien dans les archives historiques n'indique que nous avons assisté au dernier acte d'une saga épique qui s'étend sur toute une vie. Je pars du principe que notre pas de deux se poursuivra indéfiniment et que mon fiable adversaire se lèvera courageusement pour défier l'équilibre durement acquis grâce à notre élégante chorégraphie, prédestinée à ne jamais culminer dans une solution décisive.

Et nous continuons à tourner ainsi, l'obscurité et la lumière alternant et dominant éternellement. Parfois, la tristesse naît lorsqu'on est témoin de l'homéostasie apparemment sans effort dont la plupart des gens héritent par un hasard de la biochimie ordinaire. Le ressentiment gonfle lorsqu'on observe avec quelle insouciance on n'a pas conscience de vivre dans un équilibre intrinsèque pour le maintien duquel je me bats farouchement. Certes, je ne gagne pas moins que la fonction de base que chacun autour de moi peut s'offrir librement par pure chance ?

Mais la plupart du temps, je me suis accommodé de cartes distribuées au hasard et j'ai concentré mon énergie pour apprendre à les jouer avec une extrême habileté afin de compenser les avantages injustes. Si mon challenger fatigué continue à se comporter sans scrupules, j'en ferai de même et je ferai face à toute nouvelle attaque avec une obstination tout aussi infatigable. Je me suis résigné à une compétition indéfinie entre la lumière et les ténèbres qui se disputent la suprématie dans mon esprit, et je participe à une course d'endurance à vie.

L'arme clé développée par les expériences stimulantes est un soin rigoureux de soi, un rempart crucial qui défend l'équilibre intérieur lorsque les forces extérieures se rassemblent en tempêtes parfaites. Je crée de petits refuges contre le siège implacable, j'entretiens consciencieusement ces oasis et je veille au calme et au repos entre les batailles.

Le rituel apaisant du soir d'un bain moussant à la lumière des bougies me met dans un état serein et renforce les barrières psychiques. La méditation matinale recentre la stabilité avant d'entamer les manœuvres de combat quotidiennes. Le jardinage en douceur me relie à des rythmes plus grands lorsque le terrain intérieur devient brutalement inhospitalier.

J'applique une discipline personnelle stricte, je disperse le chaos et je refuse de me rendre. Des protections financières garantissent l'accès aux munitions au cas où les occupations seraient victimes de campagnes de guerre qui saboteraient la fonctionnalité. Les limites créent des frontières qui renforcent les précieuses réserves intérieures. Des espaces périphériques s'ouvrent autour des routines consommatrices, de sorte que leur gorge ne puisse pas m'engloutir complètement.

Mon arme secrète pour renforcer la résilience est l'humilité et la reconnaissance des limites. Je planifie un rythme intelligent plutôt que d'utiliser toute ma puissance de feu pour des escarmouches isolées. Se regrouper pendant les pauses permet d'éviter la fatigue et de réduire l'endurance pour des missions plus longues. Je calcule soigneusement le rapport risque/bénéfice avant de m'engager volontairement dans des dangers potentiels supplémentaires.

Alors que l'obscurité reprend inexorablement sa place légitime au centre de l'attention, j'accueille désormais sa beauté obsédante avec un respect durement acquis, et non avec une vaine résistance. Traverser un feu maniaque ou des terres désolées, déprimées et gelées, élargit tout autant les capacités spirituelles, si l'on se libère de ce que l'on ne peut pas contrôler avec ses chevilles blanches. La dévotion méditative me transporte au-delà des limites étroites de la réalité quotidienne, dans des domaines transcendants où la signification prend une forme inconnue de la perception ordinaire.

Je pense au cycle mythique de l'auto-combustion du Phénix, qui s'élève ensuite triomphalement pour se régénérer à partir des cendres couvantes des incarnations précédentes. Nous supportons des dissolutions répétées et émergeons néanmoins, purifiés par des flammes dévorantes, en des versions plus glorieuses et plus résistantes, qui ne peuvent être atteintes que par un baptême à travers les domaines infernaux. L'obscurité crée une traction devant laquelle notre lumière se détache majestueusement. Ensemble, elles existent en équilibre mutuel, contrepoids symbiotiques par une danse gravitationnelle qui enjambe les pôles de l'expérience humaine.

Lorsque la santé s'effondre sous l'effet d'une mutinerie intérieure malveillante, je me rappelle qu'il s'agit d'une perfection qui cherche à s'exprimer dans le cadre d'un épanouissement inéluctable. Mes efforts servent des causes qui vont au-delà du terrain visible, à mesure que je développe la capacité à percevoir des paysages de causes et de significations plus vastes. Lorsque j'ai été exilé dans le monde souterrain, j'ai dirigé mes sens vers la sagesse chuchotée de la brise souterraine. Lorsque l'obscurité apporte des cadeaux, l'acceptation radicale me permet de les accepter avec dignité, tandis que les opportunités de croissance sont mystérieusement cachées dans l'enveloppe noueuse de l'adversité.

Et c'est ainsi que nous dansons inlassablement, mon ennemi juré et moi, à travers des rythmes qui échappent à notre contrôle, mais qui sont occasionnellement interrompus par des intuitions transcendantes. Alors que les symptômes s'enflamment puis s'apaisent à intervalles prévisibles, je traverse intuitivement les forces ondulatoires maniaques. Diriger l'énergie excédentaire vers de nouvelles occupations et formes d'expression créatives avant qu'elle ne s'affaiblisse inévitablement et me ramène ensuite épuisé sur la rive, où j'attends la prochaine vague.

Aucun remède ne promet une libération durable des tempêtes cycliques qui assombrissent à jamais ce paysage. Mais le salut passe par l'acceptation radicale des hauts et des bas comme chorégraphie intégrale, et non par un chaos insignifiant contre lequel on peut s'insurger en vain. L'obscurité me prive de l'essentiel et forme ensuite encore plus de vaisseaux musculaires d'argile pulvérisée. Chaque tour renforce le courage et la résistance pour les descentes suivantes.

Je suis là, nu, la tête haute, imperturbable face à la fureur hurlante des éléments. Mes voyages dans les régions infernales révèlent que l'obscurité contient des points de lumière si l'on ajuste sa vision à ses fréquences aveuglantes. De même que des niches d'ombre impénétrables sont cachées dans la clarté la plus pénétrante. Enlacées sans transition dans une tapisserie cosmique, elles créent une beauté sublime qui dépasse la compréhension humaine des ténèbres et de la lumière entrelacées. Deux moitiés intégrales sont réunies en un tout.

CHAPITRE DE CONCLUSION

Le voyage de ma vie a été long et sinueux, avec plus de rebondissements que je n'aurais pu l'imaginer. De la première terrible dépression psychotique, qui a bouleversé tout ce qui était stable et familier, aux années de bouleversements qui ont suivi, j'ai traversé de violentes tempêtes.

Mais d'une manière ou d'une autre, j'ai découvert des lueurs d'espoir en chemin, dans les profondeurs du désespoir. Des larmes d'acceptation durement gagnées se sont cristallisées au fil du temps en perles de sagesse. Et lentement, avec hésitation, les nuages ont commencé à se dissiper, révélant des rayons plus clairs qui brillaient constamment à l'horizon.

Le chemin était loin d'être lisse ou rectiligne. Le trouble bipolaire y veillait. A chaque pas en avant, un nouveau revers menaçait à ma périphérie, réduisant immédiatement à néant tout progrès. Garder l'équilibre sur un terrain aussi peu fiable semblait à jamais hors de mon contrôle ou de mes capacités.

Mais à chaque rechute, aussi douloureuse soit-elle, la compassion grandissait - pour moi-même et pour les autres qui luttaient de la même manière. Les contacts répétés avec le voile noir de la dépression ont favorisé ma résistance et approfondi ma capacité à gérer la souffrance. La confrontation avec les sommets de la manie a révélé des aspects de moi qui, bien utilisés, pourraient être canalisés en une créativité extraordinaire.

Bien sûr, au début, une telle perspective me manquait. Le premier diagnostic m'a fait l'effet d'un verdict accablant, me condamnant à une peine de prison à vie, déterminée par les caprices de mon cerveau défectueux. Les médicaments et les thérapies prescrits semblaient tout aussi contrôlants, me privant d'autonomie sur mon identité et mes expériences. Le traitement psychiatrique était quelque chose qui m'était imposé, et non une boîte à outils habilitante librement choisie à partir de la connaissance de soi et de l'intention.

Mais cette mentalité de victime ne pouvait me résister qu'un temps limité face à des réalités qui refusaient de s'incliner. Les marchandages et les récriminations contre l'injustice de l'ensemble gaspillaient une énergie précieuse qui aurait pu être mieux employée à la guérison. Peu importe à quel point j'aspirais à échapper à ce trouble, il resterait à jamais ancré dans mon ADN. La seule solution possible consistait à cesser de fuir et à finalement se retourner pour le rencontrer d'égal à égal.

Avec l'acceptation radicale est venue la prise de conscience fulgurante que je n'étais pas seulement à la merci de symptômes imprévisibles. Oui, je passerais probablement ma vie à compenser des épisodes périodiques que même des traitements optimaux ne pourraient pas contrôler complètement. Mon état pouvait s'aggraver et se dégrader, mais on pouvait s'attendre à ce qu'il réapparaisse à intervalles réguliers. Mais le diagnostic n'était pas synonyme de pronostic - l'évolution de ma maladie n'était pas nécessairement le chemin de ma vie.

Choix précieux après choix précieux, pas à pas, je me suis transformée de passagère hésitante en pilote confiante de mon bien-être et de mon destin. Je me suis entouré d'amis de soutien qui pouvaient faire de la place aux imperfections désordonnées. J'ai laissé derrière moi les perspectives d'avenir féeriques et j'ai poursuivi de petites passions qui déclenchaient la joie. La douceur et l'autocompassion atténuaient les voix intérieures rugueuses cultivées au fil des années et intériorisaient le stigmate. Le pardon a permis de guérir là où le jugement s'était auparavant renforcé. Et grâce à l'attention portée aux avantages et aux liens subtils de la vie, qui restent si souvent cachés lorsqu'on se perd dans le tumulte intérieur, un sens émerge lentement.

Rétrospectivement, la topographie de ma vie me semble presque fatale. Chaque coup dévastateur a créé des fondations plus solides à partir des décombres, comme la pression adaptative qui a transformé le carbone en diamant ou les vents qui ont façonné la beauté cachée du calcaire, l'adversité a libéré une force et une résistance qui ne pouvaient pas être cultivées autrement.

Maintenant que je me suis débarrassé des dernières traces d'auto-accusation, je réalise que les blessures psychiques sont un prix nécessaire à payer. La souffrance profonde élargit nos capacités de manière exponentielle une fois qu'elle est guérie. Ma danse avec l'obscurité m'a donné des perspectives et des capacités d'empathie profonde que je n'aurais peut-être pas développées autrement, dans une vie non éprouvée aux privilèges lisses.

Mon diagnostic me lie à une communauté forte, basée sur une honnêteté radicale en ce qui concerne les problèmes de santé mentale. Ensemble, nous faisons face à des stigmatisations dépassées et nous élevons la voix pour défendre des solutions compatissantes. La perspective unique que m'offre ma condition me permet de donner de l'espoir à d'autres qui doivent faire face à un terrain tout aussi imprévisible. Mon histoire est un phare pour les âmes effrayées et nouvellement diagnostiquées et, à travers mon exemple, leur donne la certitude que l'autre côté du désespoir est incroyablement beau s'ils peuvent tenir suffisamment longtemps.

Certains matins, le poids familier revient temporairement, lorsque je me demande si j'ai la force de porter le poids écrasant d'un nouvel épisode. Mais ces moments sombres s'évanouissent tandis que des nuages fugaces traversent un ciel sans fin. La peur instinctive ne me submerge plus jusqu'aux os, car je sais que je peux et que je vais supporter tout ce qui se présente à moi avec grâce et courage. Chaque fois, j'en sors un peu plus fort et un peu plus sage qu'avant.

La certitude de l'avenir ne réside que dans son incertitude. Il se peut que mon trouble ne cesse d'augmenter et qu'il échappe à mon contrôle. Mais je vis chaque nouveau jour fermement enraciné dans une acceptation de soi durement gagnée, liée à des sources de sens, d'appartenance et de but qui transcendent tout diagnostic. Les sorts sombres vont et viennent, mais la lumière intérieure reste constante et éclaire le chemin vers l'avant avec espoir.

Mon histoire n'est qu'une parmi tant d'autres. Tout le monde est confronté à des défis qui dépassent parfois ses capacités. Mais l'incroyable résistance de l'esprit humain nous permet de supporter l'adversité et de la transformer par l'alchimie de la sagesse et de l'amour. L'obscurité ne règne que lorsque nous perdons de vue la lumière commune.

Lorsque je réfléchis au long chemin que j'ai parcouru, la gratitude submerge toutes les ombres qui subsistent. Ma vérité directrice est maintenant que nous avons tous le pouvoir de prendre les morceaux brisés avec lesquels la vie nous a mis en contact et de les rassembler lentement en de magnifiques mosaïques. La guérison commence lorsque nous cessons de lutter contre la forme de la réalité et que nous commençons à faire confiance à notre capacité sacrée de créer de la beauté à partir de tout ce qui émerge.

Mon voyage m'a mis à l'épreuve jusqu'à la moelle. Mais de telles épreuves révèlent cette flamme, même si elle est comprimée en un diamant. Peu importe le contenu du prochain chapitre, je sais que la lumière que je porte en moi peut éclairer n'importe quelle obscurité. Et pour cette connaissance inébranlable et le long chemin qui m'a mené jusqu'ici.

www.ingramcontent.com/pod-product-compliance
Lightning Source LLC
Chambersburg PA
CBHW061627130726
47996CB00003B/1156